歯科医院経営
実践マニュアル

訪問歯科診療こうすれば成功する

全国介護歯科協会
代表　前田　剛志　著

クインテッセンス出版株式会社　2011

Tokyo, Berlin,Chicago, London, Paris, Barcelona, Istanbul, Milano, São Paulo, Moscow, Prague, Warsaw, New Delhi, Beijing and Bukarest

●はじめに

「訪問歯科診療って、どのように始めればいいの？」

「はじめてみたけれど、患者さんがなかなか増えない」

などといったお声を、訪問歯科診療の講演の席であるいは全国介護歯科協会に直接いただきます。

訪問歯科診療のシステムは、皆さんが普段されている〝外来診療〟のシステムとは異なるからでしょう。

「患者さんが医院に来る＝外来診療」と
「患者さんのお宅に行く＝訪問診療」は
見方によっては180度違うかもしれません。それだけに、訪問歯科を軌道に乗せていくには大変なものがあるのでしょう。

本書では、ある歯科医院を題材に、訪問歯科をスタートさせ、つまずきながらも軌道に乗せるまでの流れを書きました。

小説風にまとめたので、院長先生をはじめ、いっしょに取り組んでほしいスタッフの皆さんにもお読みいただきやすいかと思います。

訪問歯科診療を軌道に乗せていく中で、予想されるクレームや人の問題、コミュニケーション不足による齟齬などもできるだけ多く取り上げました。本書を読むことで、訪問歯科診療をスタートするにあたって、事前にシミュレーションできるのではないかと思っています。

この本を読んで多くの先生が「よしっ、訪問歯科を始めてみるか！」と思っていただければ、私としても望外の喜びです。

平成23年6月2日

全国介護歯科協会

代表　前田　剛志

●もくじ

●プロローグ

もう春だなあ……。

うららかな土曜日の午後であった。

暮れなずむ空の下、西田良治は診療室の窓から、うっすらと薄桃色に色づいた桜の蕾を眺めながら、来し方の年月を思っていた。

駅からまっすぐ南東にのびる表通りには、50メートルほどの桜並木が続いている。並木の一番端にあたるTビル二階に西田歯科医院がある。その院長が西田良治だ。

桜の咲く頃になると、診療室から桜並木がよく見える。患者さんたちにも桜の印象は強いようで、「今年の桜の見頃はいつになるのかな」と、診療の前後や合間には必ずといっていいほど、患者さんからその話題がでる。初めての患者さんも「いいところですねえ」とうっとりする。

西田自身も桜をぼんやりと眺めていると、仕事や家族、さまざまなことが走馬灯のように浮かんでくるのであった。

ニュータウンとして開発が急ピッチですすめられていたこの町に、両親とともに移り住み、歯科医院を開業して18年が経った。西田の狙いはあたり、人口流入の波にのって開業から比較的早めに患者さんが定着した。

フロアにはチェア三台を置き、最初は歯科衛生士一名、歯科助手兼受付一名という構成でスタートした。

医院の経営に関して、時代の空気を読みながら、インプラントや歯列矯正など治療技術の進歩と複雑化に対応することも怠らなかったが、西田はより地域に密着した歯科医院を目指し、一般的な治療と予防に力を入れる体制にシフトした。

その結果、子供がいる家族や高齢の患者さんからの評判が近隣で高まっていった。医院の経営が安定してきても、歯科衛生士を二名に増員し、歯科技工士にも契約で週に二日ほど来てもらうようにしただけで、とくに大掛かりな設備投資は控えて堅実な方向を守ることにした。

ところが、この三、四年、雨後のタケノコのように駅周辺に歯科医院ができた。その中には、年中無休で朝九時から夜九時まで営業している医院もあり、便利さが受けて仕事に忙しい若い年齢層の患者が流れている。それは、西田歯科医院の来院患者数に微妙に反映され、さすがに無視はできない気持ちになりかけている。

先週の日曜は長男、孝樹の強力なプッシュに家族が付き合い、最近完成した鳴り物入りの県営スタジアムでは初となるJリーグの試合を観戦した。

孝樹が高校に進学したお祝いである。私立の中高一貫校に通う孝樹は、小学生の頃から地元の少年サッカークラブに所属するほどのサッカーファンである。高校への進学は、受験こそなかったものの、クラス分けの成績チェックなどがあり、それなりに緊張感があったので、しばらくはサッカーを自粛していた。

Jリーグの試合は、それほどサッカーに興味のない西田夫婦もさすがに大興奮だった。「やっぱり、スポーツはいいなあ」と西田は久しぶりに熱くなり、「ちょいちょい来ることにするかあ」「いや、やっぱりナイターだな」などと思いをはせていた。


土曜日は午後四時に診療が終わり、スタッフミーティングや院内のメンテナンスなどにあてることになっている。今日は、それらを手早く片付け、五時からの歯科医師会の集まりに出席する予定だ。

「院長、今年のお花見はどうしますか？」

歯科衛生士の乾由香が声をかけた。

「今、三人で話していたんですけど、幸江ちゃんが技工士の村田さんも呼びたいらしいですよ」

「よければ、私が連絡しますけど」

歯科助手兼受付事務の森島幸江がすかさずフォローしてくる。

短大を卒業後に西田歯科医院に勤務し、早や三年、最年少の23歳である。はつらつとした若さと持ち前の愛嬌が、とくに受付にはぴったりで、患者さんの受けも抜群によい。西田歯科医院の仕事には何の不満ももっていないが、若さあふれるゆえんか、仕事と同じように遊ぶことにも熱心である。

村田は契約で週に二日ほど来て作業する歯科技工士で、仕事ぶりはいたって真面目である。幸江は少しでも若い仲間を集めて、たまには騒ぎたいらしい。

乾由香は歯科衛生士として勤務し、すでに七年。

学生時代はミュージシャンを目指していたという経歴の持ち主で、派手な世界を目指していた女の子に、歯科医療はなじめないのでは、と最初は懸念もしたが、それも今ではきれいに払拭された。

なにしろ、口腔ケアの技術を徹底的に磨き上げることにかけては右にでるものはいない。そして、患者さんの病歴をすみずみまで覚え、生活習慣へのアドバイスはくどいくらいに行う。見ていると、時々ハラハラするほどだ。意外や、職人気質あるいはオタク体質なんだと、皆でささやきあっている。茶髪で外見も感情表現もハデなところがあるが、実は情が厚く、凝り性である。

「私はちょっとだけ顔を出すわ」

というのは、もうひとりの歯科衛生士である丸橋康子で勤続五年。

家庭のことが忙しく、宴会など興味がない。性格的にも冷静沈着、決められたことは時間どおりになんでもこなす優等生タイプなので、院内の仕事は安心して任せられる。が、時間がくるとさっさと仕事を終えて帰宅するような割り切ったところもある。他のスタッフと和気あいあいということもないが、逆に感情的にならずに、その場をまとめてくれることも多い。

「僕の都合はどうでもいいから、君たちで決めたら……」

西田はお花見の件なんてすっかり忘れていた。

（どうせ何いっても自分たちで決めるんでしょ）

この三人の絶妙なアンサンブルが、西田歯科医院の基盤だとひそかに思っているので、仕事以外の問題では極力うるさいことはいわないでいる。

四時半になると、何も問題がないことを確認して、残るスタッフに後は任せ、歯科医師会に向かうことにした。目的地は、隣の市のN市中央センター大会議室である。駐車場においてある愛車プリウスに乗り込むと、西田は久しぶりに一人のドライブを楽しむことに決めた。

たまにはクラシックでも聞いてみようと、ショパンのピアノ曲集を選び出し、カーステレオでかけ、少し音量を上げる。ピアノの調べにのって、隣町までのバイパスを軽快に疾走する。
　とたんに、コンソールボックスの携帯電話がちかちかと鳴りだした。着信音はカーステ
レオのせいで聞こえない。あわててカーステレオの音量をしぼる。
　妻の悦子からだ。運転中で携帯をとれないので、そのまま鳴りっぱなしにしておく。留
守電に変わると悦子の上ずった声が聞こえてきた。
「お義父さんから家に電話があって、お義母さんが倒れたっていうの。T市総合病院に
運ばれたわ。すぐに電話して」
　一瞬、何かの間違いかと思った。
　落ち着きを取り戻して、バイパスの路肩に車を寄せて、携帯をつかみ、ボタンを押した。
「今、運転中で出られなかったんだ。どうしたんだ?」
「お義母さん、コンサートが終わったとたん、気持ちが悪くなって動けなくなったそう
なの。私もすぐ病院に行くわ」
　悦子はタクシーでT市総合病院に向かうところだった。春を予感させるうきうきした気
分が一瞬にして、暗い不穏な気分に変わった。
　母さんが倒れた——。

第1章

訪問歯科診療のキッカケは突然おとずれた

母が脳梗塞で倒れる

西田は若い頃から、芯の強い母を西田家の柱だと感じていた。

四歳下の弟の浩二が生まれる頃に、父はそれまで勤めていた商社から独立して、小さな食品輸入の会社を興した。そこで、経理や総務的な仕事を母が手伝い始めた。

最初は社員数人の会社だから、家族的な付き合いも生まれる反面、人間関係が濃いゆえの軋轢も多く起こった。そんなゴタゴタも母が粘り強くさばき、社内ではマザー的な存在として慕われるようになった。

父は休日でも仕事で家を空けることが多く、母は父の仕事のサポートをしながら、家庭を一人で切り盛りし、遊ぶ暇などなかった。

西田が、将来は父の仕事をつがず、歯科医になりたいという希望を持つようになったのも、そういう両親を見ていたせいかもしれない。

その夢がかなうよう、父を熱心に説得してくれたのは母だった。

息子二人が大学を卒業する頃には、母は父の会社の手伝いを減らし、少しずつ人生を楽しむようになった。今年で74歳だが、年齢を感じさせない元気さである。

昨年は趣味のガーデニングサークルの友人たちと、フランスのプロバンスに旅行している。またショッピングや観劇にもよく出かけている。

最近の母は、これまでの借りを返すかのように人生を謳歌していた。西田は母の苦労を知っているだけに、楽しそうに動き回っている母を見るとホッとした。むしろ父のほうが仕事をリタイアした後に、目的を失ったように覇気が薄れたことが心配の種だった。


病院に到着すると、一目散に受付に向かった。

「良治さん」

と背後から、西田が来るのを待ちかまえていた妻の悦子が駆け寄ってきた。

「お義母さん、めまいがひどくて立っていられなくなったそうなの。お医者さんの話では脳梗塞ですって」

悦子が一気に説明した。

「今、治療中よ」

母はＣＴ検査を受けた後、救急外来病棟の一室で点滴を受けている最中という。

「そうか……脳梗塞か……父さんは？」

「あそこよ」

待合室のソファでうなだれている父の姿が目に入った。声をかけようとしたとき、父が小さく見えてちょっと複雑な気分になった。

西田に気がつき、父が顔をあげた。

「やあ、良治。母さん、大丈夫かなあ」

父の話によると、母は朝からめまいがするといっていたが、楽しみにしていたコンサートだったので無理して出かけたのだ、という。コンサートが終わった後に、座席にうずくまってしまったようだ。


夜の八時すぎに、母は病院の個室に移された。昏睡状態だった。

担当医から、心原性脳梗塞で命に別状はないが、しばらくは安静にしていなければいけないこと、そしておそらく、後遺症は残ることを聞かされた。

その夜は西田が母につきそって、病院に泊まることになった。

翌朝、目をさました母は、西田の顔を見ると声を発したが、はっきりと言葉が出てこない。それから体を起こそうともがきだした。西田はそれをやさしく制止した。

「今は寝ていなくちゃダメだよ」

目覚めた母には生気が感じられたが、右半身および多少の口腔機能の麻痺があることがはっきりした。

担当医から「これなら軽度といえるし、脳梗塞の後遺症はリハビリを行うことでよくなる。半年以内の早い時期に取り組むことがよい」とアドバイスされた。

二週間ほど入院して容態を整え、退院後はリハビリ施設に通うこと、どちらにしても早めに介護認定を受けたほうがよいでしょう、と付け加えてくれた。

介護か……。昨日まで考えてもみなかった問題だ。いや先延ばしにしていたというべきか……。

母の退院後は、自宅に引き取るしかないか。弟には母の病状を伝え、それとなく介護のことを相談したが、遠方なうえ、狭いマンション暮らし、しかも来年受験期の子どもを抱えている。

「悪いな、兄さん、あまり力になれなくて。いつでも手伝いにいくから」

両親の側に住むことを条件に、経済的援助を受けて医院を開いた西田は、弟の言い分を飲むしかない。家事なんてやったことがない父だ。介護なんてできるわけがない。そう思いながら、なかば覚悟をして父に相談すると意外な答えが返ってきた。

「いや、俺が面倒を看るよ。母さんには今まで苦労かけてきたからな。任せてくれ」

と毅然とした面持ちでいう。

いくらなんでも父さん一人では無理だろうと、西田は不安になり悦子に頼ることに決めた。西田はおそるおそる悦子に母の介護について、相談をもちかけた。両親の住む家は西田の家から車で七、八分ほどの距離、自転車でも15分ほどだろう。通いで介護ができる距離だ。

「私がお義父さんの家に通うってことよね。仕方がない、がんばるわ」

と、あっさりと引き受けてくれた。

「お庭の手入れもするわよ」

悦子もガーデニングの趣味があり、その点で母と話があった。

その後、あわただしく両親の家は、母の受け入れ態勢を整えることになった。

そして担当医の指示どおり、二週間後に母は退院した。

介護認定で要介護3、そして認知症の恐れ

介護サービスは、市役所の介護保険窓口で申し込んだが、母の退院早々、介護度を決めるために訪問調査員が来ることになった。母の心身状況についての聞き取り調査だが、父だけでは心もとないので、西田夫妻も立会うことになった。

当日は、全員そわそわして落ち着かない。

本人である母には言語障害があって、うまく答えることができない。父が間で口をはさむものだから余計に混乱してしまう。ひやひやしたが、訪問調査員は慣れたもので、74項目もある内容についてうまく聞き取りをしてくれた。

介護認定は、この訪問調査と主治医の意見書をもとに、一ヵ月以内に認定結果が出され

るとのことだった。

認定結果は意外に早く、10日で通知がきた。

要介護3。重いほうにやや近い。

この10日間、介護という初めてのことに、家族全員がハラハラしながらも精力を傾け、心身ともに疲れ果てていた。

「お義父さん、一日でも早くヘルパーさんを頼みましょう」

悦子は両親の家と自分の家との往復、そして介護、さらに家事のおぼつかない父にかわっての食事の支度や洗濯、掃除と疲労困憊していた。

「まずケアマネージャーにケアプランを作ってもらわなくてはいけないらしい」

と父が真剣な面持ちでいう。

「ええ、近所に見つけておいたわ。教えてもらったの」

と悦子もぬかりない。

そこで、事業所にさっそく電話すると、翌日、ケアマネージャーの梶野という女性がやってきた。

「はじめまして。さくら介護ステーションの梶野と申します」

梶野はキリッとした口調で話すてきぱきした女性で、いかにも頼もしい。さっそく、家族に現状をインタビューし始める。

「ケアプランは明日にでもお持ちして、それで納得していただければ、明後日からでもヘルパーさんの手配ができますよ」

やっと一息つくことができるようになると、家族全員胸をなでおろした。

ところが、思いがけない落とし穴があった。父である。

「これも洗濯しておいて」

などと深く考えもせず、ヘルパーにものを頼む。当然、介護範囲外のことを頼まれたヘルパーは「できません」と、やんわり断るのだが、父はどうして断られるのか、理解できない。

ヘルパーからケアマネの梶野へクレームがいき、それが悦子に回ってきた。悦子はびっくりして、父にヘルパーの仕事には範囲があることを説明した。

納得してくれたものの、結局、父はへそをまげて家事をますますやらなくなった。ヘルパーが来たといっても、悦子の負担はあまり軽減せず、日を重ねるにつれ、悦子は体力・精神ともに余裕がなくなってきた。

ある日、西田が昼休みに母をたずねていくと、いつもは車イスで迎えてくれる母がベッドから起きてこない。

西田が心配になり母に尋ねても、あっちへ行け、と手で払いのけるしぐさをする。

そこにいた悦子が困惑したように打ち明けた。

「リハビリに行くのを嫌がったものだから、つい、わがままいうと動けなくなりますよっていったのよ。そしたらもう不機嫌になって」

「もう少し考えてものをいえよ、母さんにだってプライドがあるんだから」

と西田も珍しくきつい調子になった。

「あなたは、たまにしかお義母さんを看てないけど、ほとんどの面倒は私が看るんですもの。お義父さんの分もよ。私の大変さはわからないわ。ほんとのんきよね」

悦子も、とげとげした調子で言い返してきた。

そんな言い争いをしている最中でも、父は母の代わりだといって、庭いじりをしている。

こちらは西田以上にのんきである。

ある晩、西田は母の右手に包帯が巻かれているのを見つけて、びっくりしてしまい、悦子に問いつめるような口調で聞いた。

「母さん、どうしたんだ？」

「自分でお茶をいれようとして、ポットのお湯を浴びてしまったの」

悦子もブスッと答えた。

「どうして、そんなことをやらせるんだよ」

西田は思わず声を荒げてしまった。

「ちょっと目を離した隙になの」

「……」

また怒鳴りそうになるのをこらえた。悦子はそんな西田を横目でにらみながら、

「一日中家事と介護に追われて、もうヘトヘトよ」

「また、その話か、そういわれても……」

最近の悦子は西田が話しかけると、愚痴が始まって延々と続く。西田がうんざりして口をつぐんでしまう。

気まずい沈黙を破るように、悦子がボソッといった。

「それより、心配なの」

「何が」

西田も気まずさを払いのけるように、問い返した。

「お義母さん、認知症が出てきたかもしれないわ。私のことを、おばさんなんていうのよ」

西田は、まさかそんなことが、と思った。

けれどもそのときから、母の少し困った行動が目立つようになり始めた。

スリッパを冷蔵庫にしまう。食べたのを忘れてまたご飯を催促する。西田に「お父さん」と呼びかけたこともある。頻繁というわけではない。口調はたどたどしくても、きちんと

受け答えしている時間も長い。けれども、西田の心にあった不安の影がさらに濃くなったのはたしかだ。

母が介護老人保健施設に入所

母のそんな行動が、さらに家庭内の空気をピリピリさせ、くすぶったような苛立ちが立ち込めるようになった。仕事を終えて帰宅しても、家に食事の用意ができていないこともある。西田も孝樹も空腹がもとでイライラして当たりだし、悦子もどれだけ自分が疲れているか、と当たりだす。

西田自身も、院内ですぐイライラするようになった。

由香がスケーリングをしている最中に、うっかりスケーラーを床に落としたことがあった。患者さんが帰った後、西田は由香に厳重注意をした。

「すみませんでした。患者さんが急に体を動かしたもので」

「それは言い訳だよ。患者さんがケガでもしたらどうする？　きちんと患者さんとコミュニケーションをとって始めなさい。それも仕事のひとつなんだから……」

などと、感情がどんどんエスカレートしていく始末だ。

西田は、ちょっとしたことでブチッと切れるものを抱えている自分を感じている。

少し言い過ぎたことを反省した翌日、西田は思い切って、ケアマネージャーの梶野に相談してみることにした。

「母に認知症が出始めたんです」

「脳梗塞の後に認知症を患うケースもありますから。お母様の場合、最初はわからなかったのかもしれませんね」

と、まず現状を冷静に受け止めるよう、梶野がアドバイスする。

「通いのリハビリも順調とはいいがたいんですよ。このままだと母だけではなくて、家の中が何もかもどんどん悪くなっていく気がするんです」

と西田は正直に胸の内をさらした。

「ひとつの選択肢として、介護老人保健施設に入所させるという手もあります」

介護老人保健施設は日常のケアを受けながら、機能訓練や必要な医療サービスが受けられる施設だという。

だが、西田には母を施設に預けることに抵抗があった。

「施設ですか……」

「老健はリハビリ訓練を受けて、家庭に戻ることを目的としています。無期限に預けるわけではありません。本人もご家族も、目標ができることでハリが生まれますよ」

「認知症がひどくなりませんか？」

「言語障害のリハビリもありますので、それがかえってよい刺激になると思いますけど……」

早めのリハビリがいい、という担当医の言葉を思い浮かべた。

「70代のお年寄りの面倒を70代のお年寄りが看る。今はそういう形が多いのですが、介護疲れでお父様まで倒れてしまう危険もあります」

私の妻が最初に倒れそうだ……と、西田はとっさに思ったが、口には出さなかった。

梶野は、近所で空きのある介護老人保健施設「ピュアハート・シルバーケア」を紹介してくれたので、その足でさっそく下見に出かけることにした。

母の介護をしてから、まだ一ヵ月しか経っていない。まるで時間の流れが止まったようだった。

「ピュアハート・シルバーケア」は白いタイルばりの建物で、開園してまだ新しく、明るい雰囲気があふれていた。自宅から近いので、交代で毎日でも顔を見せにいくことも可能だ。

その夜、悦子に相談すると、もろ手をあげて賛成した。

母にはリハビリに専念してもらおう。西田も決心し、父を説得した。

三日後には母を入所させる運びとなった。

母はいやがる様子も見せずに入所し、早々にピュアハート・シルバーケアになじんでいった。一週間あまりが経つと、リビングスペースでは、他の入所者たちともなごやかな雰囲気ですごしている。

母がリハビリを毎日こなしていることを、施設の介護スタッフから聞くことができた。入所を決めて良い結果になりそうで、家族全員ホッとした。

そろそろ春も近づいてきたと思わせる日であった。

西田がいつものように昼休みに施設を訪ねていくと、母が食事をまだ終えておらず、口の中をもぐもぐさせていた。スタッフの食事介助はあるのだが、そのときは他の入所者を看ていた。

母にはまだ口に麻痺が残っているので、嚥下しやすいように食事も工夫されていた。一口大サイズや、やわらかくとろみがある食べ物が用意されている。

「おいしい？」と聞くと無言のまま、顔を横にふる。

母は慣れない左手でスプーンを持ち、食べ物を口に運ぶ。咀嚼しようとしても十分に口を動かすことができないので、食べ物をこぼしてしまうこともしばしば。むせてゴボゴボしたときは、誤嚥しないかと心配になってしまった。

食べるのが大変そうだ。これは美味しいとかまずい、という問題ではないかもしれない、と気になった。

食後、口をきれいにぬぐってあげたが、口の中には食物残滓がいっぱいである。

「母さん、歯磨きしよう」

と聞くと、「手も口も自由に動かないの」といってまた首を横にふった。

あの強い母が、歯磨きまで怠っていることに軽いショックを受けた。

もともと口腔の麻痺が残っているのだから、咀嚼や嚥下の機能も落ちている。そんな状態でケアを怠れば、口腔内の汚れもひどくなるし、乾燥もするだろう。それでは食事も美味しいと感じなくなる。下手をすれば、先ほどのように誤嚥の危険性が高くなる。

母は今のところむし歯や義歯のトラブルはない。自宅で介護しているときは、歯磨きを介助したりして、何かと気を配っていたので、口腔内はいたって清潔だった。

入所して、まだ日が浅いのに、こんなに口腔内が汚れてしまうのは、歯をきちんと磨けないこと、またそれを介助してもらっていないのではないか、と西田は考えた。

側にいた介護スタッフに尋ねてみた。

「歯磨きは毎日チェックしているのですか？」

「歯磨きのチェック？　寝たきりの方には手伝うことはありますが、歯磨きはご自分でやってもらっています」

「うちの母、歯を磨いていないようなんですが……」

「はあ、そうおっしゃられても……。たしかに、うがいだけですませる方もいますね」

「ブラッシングを手伝ってあげてくれませんか？」

「時々、困難な方は手伝ってはいますよ。一人ひとりに念入りにとなると難しいですね」

と最後はやんわりと断られた。

歯のブラッシングまでは介護しきれないのだろうか。

西田は仕方なく、自分が来所するときは、できるだけ母の口腔内を診ることにした。そういう気持ちを持って周囲を観察してみると、母以上に口腔内に問題を抱えている高齢者が非常に多いことに驚かされた。

食物残滓のせいか、口臭がひどい、欠けた歯のままで食べるため、舌や唇を傷つけている、噛むのが痛そうだ……等々。そんな状態だから、あまり食事をしたがらない……。

口腔の専門家だけに、一度目につきだすと気になってしかたがない。

母は自分がいるからまだしもいいとして、他のお年寄りはこのまま放っておいていいのだろうか……。


ある日、思い切って施設のケアマネの坂東に、母を例に出してそれとなく聞いてみた。

「歯磨きは介護の範囲内ですか？」

「ええ、そうですが、一人ひとりについて、ていねいに指導することは、歯以外にもケアをする場所がたくさんあるので難しいですね」

「実は、母の口の中がけっこう汚れていたものですから、きちんと歯磨きをしていないのではと思いました。このままでは、口腔内細菌が増えることも心配です。ましてや口に少し麻痺が残っていて、嚥下困難ですから、食べ物や細菌がまちがって気管支にでも入ったらと思うと心配なんです。少し注意してあげてくれませんか」

「わかりました。たしかにお口の中は気をつけないといけないですね。私たちもわかってはいるのですが……」

坂東はちょっと困ったように、返事をした。

「他のお年寄りはお困りではないのですか？」

「そうですね。身体や精神的な能力が低下すると、口腔機能も落ちてきます。現実の話として、要介護のお年寄りには、摂食嚥下障害の方が多いのですよ」

ドキッとすることを坂東は語った。

「それがひどくなると、誤嚥性肺炎を引き起こす方も多いんです。寝たきりの方はとくにですが……」

誤嚥性肺炎。高齢者の死亡要因でも上位にあがる怖い病気だ。

「何か対策を施してはいないのですか？」

とそれとなく聞いてみると、

「そこまで手が回らないのが現状で……」

坂東は申し訳なさそうではあるが、あっさりと肯定した。

西田は、誤嚥性肺炎の危険性にまで話が触れたことにショックを受け、帰途、そのことで頭がいっぱいになった。

さまざまな原因が考えられる。口は栄養を補給するために最重要な機能だ。もし口腔機能が衰えたら、栄養面だけでなく、食べる楽しさという面で精神的にも影響が及ぶ。

この施設の高齢者を見る限り、噛み合わせや入れ歯など、歯そのものの治療を見直す必要もあるが、母を見る限り、歯磨きという基本をきちんと行うことで、ずいぶん変わるに違いない。長年の経験から、西田はそれを確信した。

それにしても、母は自分が診てあげることで改善されるけれども、他の高齢者はどうなるんだろう……。

自分の医院でも予防のために、口腔ケアには力を入れている。

高齢者に、もっとその注意を呼びかけることはできないだろうか？

歯科医として何かできることはないだろうか？

西田に、新しい悩みが増えた。

〈コラム①〉

訪問歯科診療はこれからの高齢社会に必要不可欠！

国立社会保障・人口問題研究所が行っている将来推計人口によると、75歳以上の高齢者人口は、２０２３年頃には2千万人を超え、その後２０５０年頃にピークを迎えます。

また、要介護者数については、今後の認定率によっても変わりますが、それに近い推移をしていくでしょう。しかし、要介護者に対しての歯科医療については、下表のようなデータが出ています。

★要介護者のうち４人に３人は歯科治療が必要だが、４人に１人しか受診していない

要介護者の口腔状態については、次のような調査結果が出ています（男性１３９

★訪問歯科診療を利用したことがある人は７％，
60％の人が存在をまったく知らない

質問内容		回答率
かかりつけ歯科医院を持っているか	ある	61.4
	ない	38.6
訪問歯科診療制度	利用したことがある	7.0
	制度は知っているが医院を知らない	32.4
	まったく知らない	59.2
介護サービスでの口腔ケア指導	利用したことがある	1.2
	あることは知っている	18.8
	まったく知らない	79.8
介護支援専門員による口腔ケア提案状況	提案がありサービスを受け入れた	5.0
	提案はあったが断った	11.6
	まったくなかったので相談した	0.4
	まったくなかった	82.0

＜出典＞熊本県内介護支援専門員49名を調査員とし，要介護者とその介護者（家族）500名を対象に聞き取り調査（日本公衛誌：Vol.53，2006）

名・女性229名の計368名、平均年齢81・0±8.1による調査）。

・無歯顎者が39・1%、平均歯数7.1本

・義歯装着者は77・2%。そのうち調整、あるいは修理が必要なものが20・1%、新しい義歯を作製する必要のあるものは38・0%

・歯科治療の必要性については、74・2%のものが「何らかの歯科治療が必要」だが、実際に歯科治療を受診した者は26・9%

＜出典＞情報ネットワークを活用した行政・歯科医療機関・病院等の連携による要介護口腔保健医療ケアシステムの開発に関する研究（平成14・15年度厚生労働科学研究費補助金（長寿科学総合研究事業）、研究代表者：河野正司　新潟大学教授）

前記データの中には、日常生活自立度が低い人ほど、現在歯数も減少傾向にあるとの結果も出ています。データで示されるまでもなく、歯科医師の皆さんにとってみれば「歯がある高齢者ほど若々しい」ということは、経験的に知っているのではないでしょうか。

高齢社会を避けることはできませんが、高齢者が元気な社会をつくることはできるでしょうし、訪問歯科診療がその一翼を担う存在になるのではないでしょうか。

そのためにも、現在認知度の低い訪問歯科診療の存在と、訪問歯科診療・口腔ケアの重要性をもっと広めていく必要があると思います。

第2章

訪問歯科診療をスタートさせたものの……

介護施設での口腔衛生状況に愕然とする

母が介護施設に入所して四週間が経った。

西田の家族も一息ついて、家庭内が落ち着きを取り戻してくるにしたがって、西田も仕事中はおっとりとしたいつもの調子が戻ってきた。おかげで医院内のピリピリした雰囲気も、初夏到来と相まって穏やかなものに変わってきた。

だが、このところ西田の頭を占めているのは、先日発覚した問題、すなわち施設の要介護高齢者の口腔ケアの問題であった。

今日は水曜日、歯科技工士の村田が作業場で義歯を磨き上げている。集中している様子がうかがえた。

診療の合間、西田は一息つきながら、その様子を漫然と眺めていた。

「お母様の具合はいかがなんですか?」

康子は、それまでイライラしていた西田に気をつかって聞かずにいたようだが、最近の西田の落ち着いた様子をみて安心し、やっと口にすることができたのだ。

母の件もさることながら、西田は介護施設で気がついたことを、康子に話してみることにした。とくに、要介護高齢者に摂食嚥下障害が多く、高齢者の死亡要因の上位である誤嚥性肺炎を併発してしまうケースもあることを聞いてショックだったこと、母の口腔内もひどい状態であること、それらが心から離れないのだと……。

「私たちが普段行っているような口腔ケアだけで、ずいぶん違ってくると思う。母もそうだけど、施設の高齢者に口腔ケアしてあげたいよ」

「施設では、口腔ケアはしていないんですか？」

康子も初めて聞く話に少し興味を示した。

「もちろん、介護スタッフが歯磨きのヘルプはしているみたいだけど。そうそう面倒は見てられない、っていうのが現実らしい。たしかに彼らの忙しさをみていると、一人ひとり歯磨きまでていねいに看てほしいなんて無理難題だ」

「うーん、そうなんですか。たしかに私たちの立場からすれば歯がゆいですね」

「高齢者の中には、うがいだけですませる人もいるそうだ。僕の母も時々はそうするらしい。なにしろ、右手が不自由だから歯磨きが大変なんだ」

西田はやれやれといった感じで、事務机の上で頬杖をついた。

「いっそホームに歯科医院をつくればどうですか？」

康子にしては思い切ったことを口走った。

「それはいいアイデアだね。誰かが設備投資してくれれば、いっそそうしたいぐらいだ」

ぼそぼそと西田がつぶやいた。

そこへ作業が終わったらしく、村田が義歯を持ってきた。

「小松さんの義歯ですが、これでどうですか？」

と義歯を差し出す。

西田は細心の注意をもって、義歯の具合をチェックした。

来週来院予定の小松さんの新しい義歯だ。小松さんは開業の頃からの女性患者さんである。あれから18年。中高年と呼ばれる年齢だったから、現在ではすでに高齢者の年齢へとすすんでいる。年齢とともに歯のトラブルも変化してきて、最近はもっぱら義歯の調整が多い。新しい義歯の注文もあるし、手入れを指導することもある。小松さんが、母のように動けなくなったらどうするのだろうか。

ふと、そんなことが頭をよぎった。

口腔ケアで、母だけではなくお年寄りの力になりたい

土曜日の夜、西田は久しぶりに野球中継を見ることにした。あまりテレビにかじりつくほうではないが、このところの忙しさで、ゆっくりとプロ野球中継を見ていないことを思い出したのだ。

夕食を早めにすませると、リビングのソファにドサッと座り込んだ。テレビのチャンネ

ルを合わせていると、孝樹が二階から降りてきた。

「ねえ、サッカー見ていい？」

孝樹が、なにやら楽しみにしている試合があるらしい。

テレビの画面が野球からサッカー中継に変わった。イタリア語で何か絶叫している。サッカー専門の衛星放送だ。

しばらくして西田がぽつりといった。

「今度、おばあちゃんのところにお見舞いにいけよ」

「わかったよ」

と孝樹もぼそっと答えた。少し間があいて、

「おばあちゃんが家にいたときは、歯磨きを手伝ったんだよ。手が不自由だったからさ」

「へえ〜大したもんだ」

「さすが歯科医の息子だろ」

と孝樹が笑った。

息子にそんなやさしい一面があるなんて意外だった。

そういえば、自分も以前そんなことをしたな……。西田はぼんやりと思い出した。

10年以上前になるだろうか、60代の男性宅に、歯の治療に何度か通ったのだ。

その男性は事故による大ケガで、ベッドから起き上がれずにいたが、歯周病に苦しめられ、食事に支障をきたしていたのだ。満足に栄養も摂れない状態では、良くなるものも良くならないと、奥さんが見かねて、かかりつけの歯科医院に訪問で診療をしてくれないか、とお願いにいったのだ。そこで訪問歯科診療のことは、地域の歯科医師会に聞いてみるよういわれたらしい。

そして、歯科医師会で懇意にしている理事から、西田にお鉢が回ってきたというわけである。「君のところの近所だし、いい経験になるから」と強くすすめられ、押し切られるかたちで引き受けることになった。ちょうど自治体が訪問介護事業を幅広く立ち上げた時期にあたり、その流れで歯科の分野でも訪問診療が推進されていたのである。

西田は休み時間を利用して行くことにした。

幸いにも、スケーリングだけでなんとか状態を安定させることができたので、訪問用の専門器具を新たに買い足したり、長期間通う必要はなかった。

治療が終わった時には、患者さんからは「本当にどうしようかと思っていました。なにしろ動けなかったから不安で不安で……」と大いに感謝され、「また何かあったら、よろしくお願いします」と懇願された。

歯科医師会からは、次もよろしく頼む、期待していると持ち上げられ、西田としてもいい気持ちになり、新しい経験が刺激的でもあった。

ただ自治体を含む関係者間での書類のやりとりが煩雑なうえ、一人での訪問だったので、時間調整が難しかったこと、持参する医療機器を別に揃えなくてはならないことなど、続けるとすれば現実的には大変だと感じていた。

「どうしようか」とずるずる迷っていたが、その後、自治体の取り組みもなんとなく消え細っていき、結局、その後の依頼はこなかった。

そうだ、訪問歯科診療を起ち上げればいいんだ。

西田は直感した。

歯科学会の会員誌にも、訪問歯科診療の現状レポートや説明会の知らせが時々掲載されている。10年前に比べると、この医療システムに対して年々注目度が増しているくらいの認識は持っている。

なんだ、いいヒントが目の前にあったんだ。

これなら自分は経験もあることだし、即対応できるだろう。

今後、高齢社会がどんどんすすんで、通院できないお年寄りもたくさん増えるはず。このままほうっておいたら、多くのお年寄りがますます苦しむだけだ。見過ごすわけにはいかない。母だけじゃない、日本全国のお年寄りの力になろうではないか。

西田は、少し前まで新しい試みを導入しようと考えあぐねていたことを思い出した。目の前に道が開けた気がしてきて、情熱がふつふつとわいてきた。

「おい孝樹、おまえ歯科医に向いているぞ！」

「えっ、なんだよ、いきなり」

サッカーをくいいるように見ていた孝樹は、突然自分にふられた言葉にびっくりし、迷惑そうに顔をしかめた。

西田は、孝樹といっしょにサッカーを観ていたが、頭の中は、訪問歯科診療のとっかかりをどう見つけるべきかをしきりに思いめぐらしていた。

施設では簡単に訪問歯科診療を受け入れてくれない現実

翌日、西田は昼休みに母のいるピュアハート・シルバーケアを訪れることにした。

昨夜、いろいろと考えた挙げ句、結局は母が入所している施設にリサーチしてみるのが一番だと判断したのだ。

施設の駐車場に車をとめて外に出ると、植え込みの木々が豊かに葉を生い茂らせ、ふさふさと風にゆられて美しい緑色を見せているのが、目にもまぶしかった。

玄関を抜けて挨拶し、母のいる二階へ階段を上がると、ちょうど顔なじみとなった介護スタッフの永井が向こうからやってくるのが見えた。

「永井さん」

「あっ、こんにちは。いらっしゃったんですか」

「ええ。母は？」

「お母様、今、お昼寝していますよ」

との返事が返ってきた。

「そうですか。では、邪魔しないほうがいいですね」

永井はすれ違って、そのまま階段を下りようとしたので、西田も後についていき、思い切って尋ねてみた。

「永井さん、ちょっとお聞きします。訪問歯科診療って知っていますか？」

「ああ、もちろんですよ。来所されて診療してくれる歯医者さんですよね。利用者さんが、歯が痛くてしょうがない、なんてときに来ていただいていますよ」

「すでにいらっしゃるんですね」

そうか、すでにいるのか……。ちょっとがっくりした。でも、もう少し突っ込んでおかないといけない。

「ええ、実はですね、私が歯科医なのはご存じでしょうけれど、私自身がこの施設の訪問歯科診療を行うことはできますか？」

と、続けていうと、永井は少し考えて、

「すみませんが、私にそういう問題を聞かれてもお答えできません。ケアマネさんに聞かれたほうがいいですよ」

とケアマネの坂東に話すように促された。ちょうど一階に下りたところで、永井はそのままスタッフルームに入っていく。

スタッフルームには、何人かのスタッフがパソコンに向かっていたり、机の上で書き物をしている。永井が坂東に声をかけてくれたらしく、坂東が西田のところにやってきた。

そこで、今度は坂東に同じように話を向けてみた。

「訪問歯科診療ですか？」

と坂東は表情を変えることもない。

「先日も誤嚥性肺炎のお話がでてきたように、口腔ケアを多くの高齢者にしてさしあげたいと思っています」

「ええ、お気持ちはわかりますけど……」

坂東は言いづらそうに、この施設と提携している歯科医がすでにいることを話した。

「ええ、知っています。うかがいました」

「ですから」

と坂東もどう返答していいのか、とまどっている。西田も粘りを見せて、

「毎週来所されているんですか？」

「いえ、緊急のときだけです。それから利用者さんのご家族から依頼があるときも多いですね」

「家族がお願いするんですか?」

「保険の問題もありますから……」

そうか、そういうことか。

「私のところでは、歯の治療や口腔ケアを定期的に行う予定です」

「ええ、ですけど、介護施設は建設が決まった時から、協力医療機関として訪問で来てくれる歯科医院を決めているんですよ。今の歯科医は理事長の知り合いで、設立当初からお願いしています。ですから、それを変えることは難しいですね」

一応、話は聞いてくれたものの、はなから不可能といった調子である。

しつこく食い下がっても、かえって嫌がられそうだ。

「それでは、もしそういうお話があったら、私のところでも対処できることを覚えておいていただけませんか?」

と挨拶をして、ひとまず退散することにした。

坂東の口から口腔ケアの問題を聞かされ、自分も一役担いたい、と思うようになっただけに、このそっけない態度は西田としては意外であった。

母に会うこともせず、車で医院に戻る。

院長室は、狭いけれども革張りのチェアと机、そしてパソコンも置いてある。その院長室で一人になって考えてみた。

介護施設で訪問歯科診療を行うのは、思ったほど簡単ではないらしい。要介護の高齢者がたくさんいて、困っている人もいそうなだけに残念なことだ。しかしやみくもに売り込みにいくのではなく、少し様子をみて、戦略を練り直したほうがよさそうだ、と考え直した。

診療の合間、手が空いている時間に、訪問歯科診療に必要な用具のチェックを始めることにした。さっそく基本となる訪問歯科診療セットをそろえてみる。

口腔ケアセット、衛生用品や消耗品、各種薬剤、ＲＣＴ・ＲＣＦセット……等々。かなりの数である。現在の治療技術の進歩や高齢者の治療ニーズを考えると、切削器具、ポータブルのエンジンやレントゲンなどの器具も必要ではないか。

あれこれ考えて、リストにして書き出してみる。

リストアップされた器具を、ためしに、以前使用したジュラルミンケースに収納してみた。すると、現在手元にあるものすべてを集めただけでも、中型ケース二つになる。おそらく、ポータブルのエンジンやモニターなどを揃えれば、ケース四つ分ぐらいにはなるだろう。

プリウスで運ぶしかないが、常時、ケースは入れておいたほうがいいだろう。となると、専用の車を用意するか……。経費がかかるなあ……。

専門器具の準備とその運搬が意外にも大変なことがわかり、ため息をついた。

まあ、時間がかかってもいいから着実に準備していこう。

スタッフの協力は後回しでスタートしたが……

その様子を見ていたスタッフたちは、院長が何をしているのか、まだわかっていない。

西田は準備に一段落すると、院長室にこもって次の対策を練ることにした。

訪問歯科診療を知ってもらいたいのは、自宅で介護を受けている在宅の要介護高齢者である。

それにはどうしたらいいか？

まずは、うちに通院している患者さんに知らせよう。その家族がいるかもしれないし、口コミで広がるはずだ。そう考えて、訪問歯科診療を知らせるポスターをつくろうと考えた。

やおら、パソコンに向かってワードを立ち上げ、

「訪問歯科診療を始めました！」

と見出しを打って、フォントサイズを思い切り大きくした。

その時、帰り支度をすませた由香が院長室に入ってきた。そして、パソコンに向かっている西田をしげしげと見て、

「先生、ポスターをつくっているんですか?」

「そうだよ、見ればわかるじゃない」

「訪問歯科診療! まさかうちで始めるんじゃないですよね?」

と由香が軽く驚いたようにいう。

「とりあえず一人で試行錯誤してみようと思うんだけど。で、何の用?」

と聞き返すと、

「明日でけっこうです。すみませんでした」

と、由香はそそくさと出て行ってしまった。

このプリンタでは、A4サイズまでしか印刷できない。仕方がないのでA4用紙二枚を上下二枚貼りあわせてのポスターをつくることにした。あれこれ文句を考えていたら、結局、夜の11時までかかってしまった。帰り際に受付の横壁に貼り付けた。

翌朝、出勤してきた幸江がすばやく見つけ、西田に問いただした。

「院長、訪問歯科診療ってどんなことをするんですか?」

「読んで字のごとし。ここまで来られない介護高齢者の自宅に行って治療するんだよ」

「はあ」

「人助けだ」

「でも、そんなこと急にいわれても……」

と幸江はけげんそうだ。

「うん、今日は診療が終わったら、ミーティングを開くつもりだ。みんなにもそう伝えておいてくれるかな」

ついでに幸江に頼んで、みんなに伝えてもらうことにした。


この日、業務終了後、スタッフを集めてミーティングを開く。

「みんなもポスターを見てわかったと思うけど、訪問歯科診療を始めるつもりだ。母親が介護状態になって気がついたことだ。聞いてほしい」

訪問歯科診療とはどういうものなのか、それが新しい医療システムで、自分は以前その経験があること、そして大事なのは、訪問歯科診療がこれからの高齢社会にどれくらい必要とされるか、ということを語り、そして最後に、西田歯科医院で訪問歯科診療を始める、と締めくくった。

三人は黙ってじっと聞いていたが、

「院長のお気持ちはわかりますが……」

と康子が困惑顔で言いかけた。

「君には以前、話したよね、高齢者の誤嚥性肺炎の問題。一日でも早くなんとかしてあげたいというのが、本当のところだ」

「そうですけど、いろいろと準備が必要ではないのですか？」

と康子が続けた。

「まず、自分一人で準備を始めてみる。それから、徐々に皆の協力体制をつくっていくつもりだ。とにかく患者さんを見つけないことには始まらない。これは誰もが待ち望んでいる医療なんだ」

と、歯切れの悪いスタッフを前に、西田はもう一度宣言した。

「しばらくは、私たちが訪問診療に出るってことはないわけですね」

と由香が心配そうに尋ねた。

「少しずつ院内での手伝いは頼むけれど、急にお願いするなんてことはないから安心していいよ」

そして、幸江ははっきりと、

「そうでないと困ります。いろいろな事務手続きの問題がいっぺんに増えたら、もうお手あげ……」

西田が期待していたほどスタッフは乗り気ではないことに、正直なところ失望を禁じえなかった。とにかく、自分一人でスタートさせて前にすすむしかない。その姿を見て、皆にわかってもらおう、そう覚悟した。

事業所回りをしてみたが、反応はイマイチ

西田がポスター作戦の次に手を打とうと考えたのは、ケアマネージャーである。

自分の経験から、在宅の要介護高齢者を把握しているのは、ケアプランをつくるケアマネージャー、通称ケアマネだとわかっていた。

ケアマネは事業所にいる。しかも、事業所には実際の介護に携わるヘルパーもいるから情報も集まりやすい。そう考えると、いても立ってもいられず、さっそく西田は、母のことでお世話になったケアマネージャーの梶野に電話でアポを取りつけた。

医院が終わった後、夜風に吹かれながら、さくら介護ステーションまで歩いていった。

約束の時間に到着すると、梶野が事務所の奥のほうで待っていてくれた。

西田は挨拶もそこそこに、訪問歯科診療をスタートさせることを熱っぽく語った。

「訪問歯科診療ですか。西田さんが考えているほど、需要はないのではないかしら」

と、いきなりがっくりくることをいう。

「どうしてですか？」

「私のところの利用者さんは歯の治療となると、家族のかかりつけの歯医者さんにお願いしていますから」

梶野は笑みを絶やすことなく、歯切れよく答えた。

「そうですか」

西田も二の句をつげなかったが、

「私は治療だけではなく、その予防となる口腔ケアも行う予定です」

と、摂食嚥下障害や誤嚥性肺炎の問題を強調して、なおも粘ってみた。

「その問題は深刻なのはよく知っています。お話はわかりますが……」

と納得はしてくれたのだが、

「こちらからは、利用者さんにすすめることはできないんですよ。金銭的な問題もあるので。そう簡単には患者さんを紹介できないと思います」

と、そっけないながらも、

「お役に立てなくてすみません」

梶野も申し訳なさそうであった。

西田は、何かあったらうちで訪問歯科診療をやっていることを覚えておいてください、と施設のときと同じ文句を繰り返して腰を上げた。

最初からうまくいくはずがないのはわかっていたが、顔なじみのケアマネの手ごたえのない対応には少なからずショックであった。

思い切って市役所の介護保険窓口、そして地域包括センターにも相談してみる。担当の窓口では、公的な機関では特定の利用者を紹介はできないといいつつ、その担当者はこれをお持ちになるといいと思いますといって、市内の介護および福祉関係の事業所や施設のリストを手渡してくれた。

西田の情熱は空回りしているようだったが、ここでクサクサしていては、スタッフの手前、立つ瀬がない。

気をとりなおして、窓口でもらった市内にある介護福祉関連者リストから、事業所を第一に考えて、電話でアポをとり始めた。そしてアポをとれれば、時間をつくって足を運んでいった。

事業所も千差万別である。

保険の問題があるので、簡単にすすめられない、あるいは、歯の問題は各家庭のかかりつけの歯科医に任せている、という梶野の対応と似ているところ。

よくお願いしている訪問歯科診療の歯科医がいるので……と言葉を濁すところ。

すでに訪問歯科診療を始めている歯科医院が思いのほか多く、ケアマネへの売り込みも頻繁にあって、過当競争に入っていることも知らされた。

今は忙しいからといって、ろくに話も聞いてくれなかったところがあったのには、そういう背景もあるのだろう。

一方、訪問歯科診療をほとんど知らないというところもあった。そういう事業所のケアマネは、西田の話にとまどいを隠さなかったり、けげんそうな様子を見せたりする。

もちろん、中には西田の差し出す名刺を受け取って、訪問歯科診療に興味をしめし、何かあったら連絡するから、といってくれたところもあった。

しかし、全般的には西田の意気込みにもかかわらず、売り込みへの反応はイマイチといわざるをえなかった。問い合わせや紹介の電話はいまだに一本もこない。

さすがに、疲れが隠せない西田は、院内でもぐったりしていることが多くなり、そんな姿を見たスタッフも、訪問歯科診療スタートの掛け声を聞いて以来、思っている疑問やあれこれを問うようなことはなくなってしまった。

ベテランケアマネージャーの話に自分の至らなさを痛感

梅雨入り直前でよく晴れている六月の日曜日。

西田は気分転換をはかろうと、ひさしぶりに孝樹の属するサッカークラブの練習試合を見に行くことにした。練習試合の前に地元のJリーグ、セレソンズのストライカー来田選手やサイドバックの高橋選手がコーチをすることになっているのだ。妻の悦子もいっしょに行くといいだして、後から合流することになった。

プロのサッカー選手のコーチぶりを見ようと、グラウンドの周りに大勢の見物客が集まっている。

西田は芝生に座って、少年たちのシュート練習を眺めていた。

青い空と芝の緑が気持ちよかった。

順番にゴールに向かってシュートをしている。次は孝樹の番だ。

「よしいけ」と声をかけたが、孝樹の蹴ったボールはゴールから大きく上へはずれ、そのままに青い空に吸い込まれていった。

「あ～あ」

西田は久しぶりに大声を出して、スカッとした気分になった。

「はーい、お待たせ」

と悦子がペットボトルを片手にかけつけてきた。隣には、ポロシャツとコットンパンツ姿の快活そうな中年女性がいっしょだ。

「こちらは庭本さんよ。そこで偶然お会いしたの」

悦子から紹介された庭本は、地域包括センターに勤める主任ケアマネージャーの一人であった。悦子が参加した介護講習会で講師を務めていたという。そのときに偶然、息子が同じサッカークラブに所属していることがわかったので、顔なじみになったそうだ。

今日は、たまたまJリーグのサッカー選手を見に来た庭本と、悦子が入り口でばったり会ったのだ。

「以前、お義母さんの介護で疲れきっているときに相談したことがあるの」

と悦子が打ち明ける。

「その後、お母様の様子はいかが?」

と庭本がやさしく問いかけてきた。

西田は介護施設での様子を語った。そして、この体験をきっかけに訪問歯科診療を始めたことも付け加える。

「もう訪問歯科を始めているのですか?」

「それが、ちっとも反応がなくて……。医院にはポスターを貼って告知しています。ほかには事業所を訪ねているんですが……。ずいぶんたくさんの事業所を回りましたよ。でも今のところ、どこからも紹介がありません。まだ、始まったとはいえない状態ですね。どうしたらいいか、わからないことだらけですよ」

三人とも芝生に座ってじっくり話始める。

庭本が主任ケアマネージャーの立場だと知って、西田も現状を正直に話す気になった。

「院長の西田先生ご自身で、そういういわば営業的なことをされているんですか?」

「ええ、そうですよ」

「それは大変ですね」

「僕がダメなのかなあ」

「知っているケアマネさん相手でしたらいいのですけど。知らないところだと、いきなりキャリアのある歯科医の方が訪ねてくるって、ちょっとびっくりしますよ」

庭本も西田の状況を理解しようとゆっくりと話し出す。

「西田先生はかつてご経験があるとはいえ、いきなりお一人で訪問歯科診療を始められるというのは、かなり冒険ですね。院内スタッフの協力は必要不可欠ですし、歯科医師会や、すでに訪問歯科診療を成功されている歯科医の方の実例を見聞きすることなんかも大切ですよ」

庭本にいわれるまでもなく、事前の準備や勉強が十分ではなかったことは、西田も心のどこかでわかっていた。

西田は、今回の自分の決断を我ながらいつもの自分ではなかったと感じている。

普段は、ものごとには慎重で突っ走ることなどないのに、訪問歯科診療に関しては非常に強引に始めてしまったからだ。それは、母のことがあったせいだと自分で気づいていた。施設で、誤嚥性肺炎の話を聞いてから、矢も楯もたまらない気持になっていたのだ。

「母のことがきっかけだったもので……」

西田の心を慮《おもんぱか》るように、庭本がしばらく考えていた。

「お気持ちはわかります。その動機や行動力は介護には必要なことです。でも訪問歯科診療も事業ですから、理想と情熱だけではやっていけません」

西田もそのとおりだと思った。そのことは十分にわかっていたつもりなのだが……。

事業所を回る営業専門の人間が必要か⁉

「すでにスタートしているんですから、具体的なお話をしましょう。まず、患者さんを紹介してもらうためには、本当は訪問歯科診療の営業担当や窓口担当者をつくるといいのですよ」

「今のところ、そこまでゆとりはありません」

力なく答えた。

「最初は仕方がありませんけれど……」

庭本のアドバイスに本腰が入ってきた。

「どなたが営業に回るにしても気をつけなくてはいけないのは、ケアマネへの対応です。西田さんは訪問歯科の仕事にとても情熱を持っていらして、それでお話されるんだと思いますが、ケアマネからすれば売り込みにしか聞こえないかもしれません」

それは心外だ、と西田はいささかムッとした。

「ケアマネは、だいたい30人前後の利用者さんを見ています。その人たちへのサービスを提供して、それから本人や家族のクレームをこなさなくてはいけないのです。それらを全部相手にしているのですから、ほんとにストレスの多い仕事なんですよ。そういうところに、さまざまな営業の人がやってきます。自分のアピールばかりを聞かされて、うんざりしているかもしれませんよ。ケアマネさんの仕事の大変さをわかっていないって、思われかねません」

西田は神妙に聞いていた。ケアマネの仕事の大変さか。たしかに忙しいからといって、相手にしてくれなかったケアマネもいたが……。

「ケアマネのところには、訪問歯科診療の営業が山のようにくることもおわかりになったでしょう」

予想以上に競争が激しいことも感じていた。

訪問歯科診療でも差別化が必要

西田は、これまで回った事業所とケアマネのこと、それにいろいろなタイプがあることを話してみた。

「ええ、よくわかります」

庭本もうなずく。

「ケアマネでも訪問歯科診療の中身をよく知らない、という人がいるのは事実ですね」

「そうですか。訪問歯科診療はよく知られていない……」

「ええ、だからこそ広がる可能性があるってことですが……」

それもそうだ。

「でも、そういうところに行って、漠然と訪問歯科診療といわれても、どういう人が対象で、こういうふうに対応していますって、きちんと説明してくれないと、ピンとこないんじゃないかしら」

「……」

「それに治療費がすごく高くつくって思われがちですし……」

「治療費か……」

西田は、一番肝心な治療費の説明がなかったことに気がついた。

「ん～」

西田は言葉を返せなかった。

「治療がどこまで必要なのか、いつ終わるのか、高齢者本人が確かめられないでしょう。認知症の場合はなおさらです。家族は治療費がどんどんふくれあがるんじゃないかと心配しますよ。要介護者は家族の理解がとても大事なんです」

「家族とのコミュニケーションですか？」

「そうそう。それがうまくいかないと、片手間にやっているんじゃないか、なんて疑われることもありますよ」

「そりゃあひどい」

「たとえば急に歯が痛み出したら、先生は来てくれるのかどうか、なんて考えるもんですよ。最初は不安がありますから」

「うーむ、そうですね」

「そういう全部の状況を考えると、ケアマネも気軽には紹介しませんよ。だから、ただ紹介してくださいっていうだけでは、お話がこないのは当たり前です」

グサリときた。

「でも、すぐには無理としても、今いったような疑問・不安をていねいに取り除くように説明してくれたら、きっと納得して訪問歯科を受け入れるのではないかしら」

「そのためには、どうすればいいのかなあ」

「ひとつは、他の医院とここが違うという部分を強調するんですよ。そして、少しでも多くの介護関係者とつながりを持って、情報交換をしたり、問題を共有できる関係をつくる努力をすることです。西田さんは、実際にいろいろな事業所を回っておられるので、その点は素晴らしいと思います。行動力があるっていうか。きっとうまくいきますよ」

最後に見込みがあることをいわれて、しょげていた西田も少しうれしかった。

「こんなところでお知り合いになれたのも何かの縁です。よかったら情報を集めに私のところの地域包括センターに来てはいかがですか。私がお役に立てることがあれば対応いたします」

「わかりました。一度、うかがうようにいたします」

「忙しいときは避けてくださいね」

庭本はいたずらっぽく笑った。

グラウンドにセレソンズの選手が姿を現した。少年たちが練習をやめて、彼らの前に走り寄っていった。これからコーチが始まるらしい。見物人たちもちょっと身を乗り出す。

「今のお話が参考になるといいですね。私、息子の応援にいかなくちゃ。悦子さん、じゃあ今度ね」

と、手を振って庭本は立ち去った。

「ね、見かけは華奢だけど、しっかりした方でしょう」

と庭本の後姿を追いながら、悦子がいう。

「介護の仕事をもう20年以上続けているんですって」

「恐れ入りました」

それは本音であった。自分がしていたことは、どこがズレていたのだろう?

グラウンドでは、セレソンズの選手が少年たちを前に、いろいろな方向へのパス回しをやって見せている。全員が食い入るようにじっと見ている。

西田歯科医院が他と違う点を強調すること、そしてケアマネや関係者との連携を深めること、そのためにはケアマネの仕事の大変さをもっとよく理解しなくてはいけないし、だれにでも理解できるようにわかりやすく説明することも必要だ。

その具体案を考えなくてはいけないな。

シュートの練習の後、練習試合になっていたが、残念ながら、西田はうわの空になってしまった。

訪問歯科診療で成功している歯科医師の話を聞く

先日の庭本の話から、自分一人で性急に事を急いでしまったことに、今は反省の気持ちが強くなってきていた。少し冷静になって、リサーチもしてみよう。

そこで、歯科医師会に連絡をとって、懇意の理事に西田歯科医院で訪問歯科診療を始めることを伝えた。理事は、最近は訪問歯科診療を始める歯科医が増えてきて、西田の住むT市でもかなりの歯科医が始めているという。

「ただ、くわしい報告は受けていないが、ものすごく順調とも聞いてはいない。新しい事業だから、いろいろ困難があるのだろう。ただこれからどんどん参入してくる歯科医が多いはずだ。がんばって広げていってくれ」

逆に、理事にハッパをかけられてしまった。それでも、苦労しているのは自分だけではないとわかって、少し安心した。

そこで、この分野で研修会があるかどうか、先行して展開している歯科医の話を聞くことができないかどうか、と聞いてみた。話を聞いた理事は、同じ市内だと競合するというので、西田の住むT市とはかなり離れた町で、訪問歯科診療を活発に行っている歯科医を教えてくれた。

以前、歯科医師会で訪問歯科診療のレポートを発表したことがある女性の歯科医だ。酒本歯科医院という名で、訪問歯科診療を始めて五年が経ち、今のところ順調だという。

西田は理事に礼をいって電話を切ると、すぐにその場で酒本歯科医院に問い合わせてみた。やさしい女性の声で、あまり役に立つことは話せないが、一度うちの医院を見にきてはどうか、といってくれた。ありがたい申し出に、一も二もなく承諾する。

日時は日曜の午後にした。

妻の悦子にそのことを話すと、

「この間、ヘルパーさんにいわれたわ。お義母さんがね、うちの息子が歯の訪問診療を始めるっていろいろな人に話しているって」

「施設の人に迷惑をかけていないかな」

いつかケアマネの坂東に訪問歯科診療の話をして、断られたことを思い出し、問題にならないかどうか、気になった。

「大丈夫よ～。いい宣伝じゃないの。それにお義母さんとしては、期待しているのよ、がんばってね」

悦子は、訪問歯科診療がまだ軌道にのっておらず、西田が悪戦苦闘しているのをまったくといいほど、理解していないらしい。考えようによっては、あれこれ口出しされたり、せっつかれたりするよりもいいかもしれない、と思いながら西田はため息が出た。

午前中に母を見舞った後、車で酒本歯科医院に向かった。

ドアには休診日の札がかかっていたが、酒本医師は医院内で作業をしていたらしく、入口の扉は開いていた。中に入るとドアの開閉時のチャイムがなって、すぐに酒本医師が現れた。見たところ西田より若い。

「今日も診療があるので、準備をしていたんです」

「日曜日も行くのですか?」

「ええ、けっこう依頼があります。ご家族の方が、日曜日だと家にいることが多いので便利なんでしょう。まあ、こちらにお座りになってください」

と事務室に通された。

日曜診療は他の医院との差に違いない。席につくやいなや、訪問歯科診療のシステムに話が及んだ。

「日曜の診療をＯＫにしたことは、強みになりました。私のところでは、外来より訪問歯科診療を重点に置いていますので、それも受け入れないといけないのです」

訪問歯科診療を始めるきっかけを聞いてみた。

「外来診療でもまあまあ順調に医院をやっていましたが、介護をされているご家族から訪問診療を頼まれて行ったことがきっかけです」

酒本の声や話し方は、相手を受け入れる、包み込むようなやさしさが感じられる。高齢者にとっても、女性の歯科医は恐怖感を感じないらしく、安心して治療を任せてくれることが多いそうだ。そして、女性らしい細やかさが行き届いていることも評判を高めた。

それ以来、口コミで広がり、介護事業所などから、ひんぱんに訪問歯科診療を頼まれるようになった。そして、その一年くらいの後、訪問のほうが事業としても将来性があることを考え始めた。もともと医院開業としては後発でもあったので、思い切って、医療活動の重きを訪問歯科診療に移したとのことだ。

現在は、地域の中のネットワークができあがり、高齢者だけではなく障害者の施設、歯科の診療科目がない病院からも依頼されることがあるそうだ。

「かなり範囲が広がっているのですね」

西田が感心したようにいうと、

「私はラッキーでした。始めた頃、この町では訪問歯科診療をする歯科医がほとんどいなくて、競争相手がいなかったものですから……」

西田は、どうやって事業を広げるかが、目下の課題であり、その点を一番知りたかったのだが、スタート時期や地域の条件などで、自分は不利な面もあることを感じとった。

でも、もちろんそれだけではないはずだ、と思う。

「条件が揃っていたのはよくわかりますが、それだけでは、口コミで広がらないと思いますよ。酒本先生は、高齢者の方から人気があるのではないですか？」

西田が聞くと酒本は答えた。

「自分でいうのもおこがましいかもしれませんが、そうかもしれないです」

酒本が微笑んだ。

「どうしてなんですか？」

西田のあまりにも直接的な質問に、互いに笑いがこぼれてしまった。

「私、あまりせかせかしないことに決めていて、治療の前に高齢者ご本人、そして家族のお話をしっかりと聞いてあげるんです。そうすると、治療もスムーズにいきますね。聞いた話ですと、時間を気にされて、強引に治療をはじめる方もいらっしゃって、患者さんがこわばることがあるそうですよ」

高齢者と上手に接するコツを聞くと、患者さんが訴えた症状と同じ言葉を自分も繰り返す、それだけで相手に共感していることが伝わり、高齢者に安心感を与えるのに大変役立つというのだ。

んー。さもありなん。医療の仕事につく人間にとって、もっとも基本的なことだ。それに患者さんへの共感がこの仕事の醍醐味ではないか、と西田は感じた。

酒本は、そういう点でも受け入れられるよう努力したし、そのほか、地域医療のひとつとして熱心に取り組んできたこともある、そういう気持ちがなければ続けてこられなかった、その点には自負がある、とも語った。

さまざまな情報交換をしているうちに時間がすぎていった。

口腔ケアを担当する歯科衛生士の存在が欠かせない

最後に、訪問歯科診療の事業を始めるなら、もうひとつ忘れてはならないことがあると酒本が付け加えた。

「言うまでもないことですが、それはスタッフの協力体制です。とくに口腔ケアを担当する歯科衛生士の存在は大きいですよ」

やはり一人というのは無理か……。

「私の経験では、外来診療よりも訪問歯科診療のほうが歯科衛生士の役割が大きいと思います。介護の現場で患者さんを診るときは、二人の息があわないと、危険ですらありますから……」

酒本は、訪問歯科診療のために専属の歯科衛生士を雇ったという。

西田は、歯科衛生士二人の顔を思い浮かべた。どちらも優秀だが、訪問歯科診療に協力的かとなると、怪しい。これは問題だ。

帰り際、訪問歯科診療に必要な器具類を見せてもらった。西田自身が用意したものと大きな違いはなかったが、

「専用の車は必要ですよ。専用器具を常に載せておけますから。小回りのきく軽自動車がおすすめです」

とのアドバイス。

「あまりお役に立てなくて残念です。そのうちに歯科医師会で成果を発表してください」

と応援の言葉をもらい、西田は酒本医院を後にした。

＜コラム②＞

訪問の患者さんは待っていても来ない!?

通常の外来診療と訪問診療とのもっとも大きな違いは「待っていても患者さんは来ない」点です。院内の待合室で「訪問歯科をしています」と告知したとしても、よくて1年に3〜4件のお問合せ程度です。

やはり西田院長のように、こちらから地域のケアマネージャーさんがいる居宅介護支援事業所などに挨拶に回らなければ、訪問歯科診療の依頼は受けられないでしょう。

ここでは、基本的な挨拶回り（営業）のポイントについて、お伝えしておきます。

★ポイント1：基本的にケアマネさんは忙しい。とくに、月末月初は挨拶回りをしないこと

皆さまも、診療中に飛び込みで営業に来られたり、営業電話があると、「診療中に何を考えているんだ！」と腹立たしくなるかと思います。それと同じように、介護の世界でも、月末月初は介護請求の業務が忙しく、営業にかまっている暇がありません。

そんなときに挨拶に出かけると、「全然介護のことをわかっていない！」と、まさしく怒られてしまいます。だいたい月末28日〜月初3日くらいまでは、挨拶回りは避けたほうがいいでしょう。

それ以外でも、利用者さん（患者さんとはいいません）のお宅に訪問したり、資料作成を

したり、会議をしたりと、ケアマネさんは毎日忙しくされているので、それを気づかった挨拶回りが必要となります。

（挨拶例）『〇〇歯科医院の前田と申します。当院の訪問歯科診療のご案内でおうかがいさせていただきましたが、今1～2分ほどお時間よろしいでしょうか？』

★ポイント2：ケアマネさんは営業慣れをしていると考えること

訪問歯科の挨拶回りと同じように、介護用品のレンタルや訪問介護など、ケアマネさんの事業所には、たくさんの営業の方が来られます。毎日、2～3件は飛び込み営業を受けているくらいです。

そんなケアマネさんを相手に、要領を得ない挨拶では、冷たくあしらわれるのがオチでしょう。現に、営業など未経験の歯科助手が、いきなり院長に指示されて挨拶回りをした結果、冷たい対応に心が折れてしまったという話も聞きます。

あらかじめ自院の強みを説明するシナリオを考えておくこと。

（例）院長以外の訪問専門ドクターがいるなら……訪問専門のドクターのチームを設けていますので、本格的な訪問診療体制を整えています。

（例）訪問可能な時間帯が多いなら……お電話いただければ、遅くても2日以内には訪問いたします。

★ポイント3：要介護者の体全体のことを考えているので、歯に関する意識はあまり高くないこと

ケアマネさんは、利用者さん（患者さんとはいいません）の身体全体について気を配っているため、歯だけに特化して注意を向けているわけではありません。

つまり、基本的には利用者さんから歯に関して訴えがあったときにしか、訪問歯科について紹介しないくらいですので、「紹介してください」だけではなく、ケアマネさんに対しても、お口の健康についての啓発活動が必要になります。

（例）食事に時間がかかったり、痰がからみやすかったりしませんか？　実は私たちの要介護者に対しての歯科検診では、とくに歯に異常がないといわれている人でも、8割以上がなんらかの治療が必要であるという結果が出ています。

第3章

悪戦苦闘の訪問歯科診療体制づくり

介護講習会に参加して介護の実態に触れる

西田は午前中の診療を終えると、昼休みに近くの公園まで車を走らせた。昨日の天気とうって変わって、灰色の雲が垂れ込めている。今にも降り出しそうだ。パーキングに車を止め、しばらく園内を散策しながら、自分の考えを整理してみる。

酒本医師の話、サッカーのグラウンドでの庭本の話……。

いろいろと考えさせられることばかりであった。

過去に訪問歯科診療の経験があり、母親の介護経験もあるのが強み――ただ経験があるといっても一人だけ、介護したといっても、実質的にやっていたのは妻だ。これは実績とはほど遠い。たしかに訪問歯科診療については、一人で突っ走ってしまっていた。

まずは自分をリセットしてみよう。そして、現場をどんどん体験してみよう。

庭本が自ら講師を務める介護講習会があることを聞いていた。休診日だったので受講してみることにした。インターネットで確認すると、二時間のビギナーコースとある。さっそくネットで申し込むと、庭本からお待ちしています、との返信がきた。

当日は小雨がぱらついていたので、早めに車で家を出る。会場にはスタートの20分前に到着した。

庭本は車イスをチェックしながら、ほかの参加者と談笑している最中だった。

西田を見ると、早速、声をかけてきた。

「こんにちは、お早い到着ですね。みなさん熱心ですこと」

「いろいろ聞きたいこともあるからね」

と、70歳は超えているとおぼしき白髪の男性がほほ笑みながら言葉をかけた。

「かみさんがずっと具合が悪くて、とうとう寝た切りになったから参加したんですよ。あまり息子夫婦にばかり頼れないからね」

「私の母もそうなの。ヘルパーさんがいつもいるわけじゃないし」

と隣の中年の女性。

「家族でやれることはやらないといけないですね」と軽くほほ笑んだ。

まったく、親父に聞かせてやりたいな……と、西田はにがにがしく父を思い浮かべた。

この日の講習は、寝た切りのお年寄りの介助である。疑似体験も行う予定だそうだ。

内容は、ベッドに寝ているお年寄りを起こしてベッドに座らせる。それから車イスに移す。それだけの内容だが、これは介護のほんの一部。体験してみると、いろいろなことがわかってくると説明された。

中年の女性がお年寄りの役になり、まずは庭本が介助の模範例を示す段取りである。

中年女性がベッドに横たわる。庭本が、女性におおいかぶさるような状態になり、女性の右手を介護者の首に回し、介護者は左手をお年寄りの首に回す。そして、女性が片ひじ立ちになるような態勢まで引き寄せていく。それから女性の手の甲をおさえ、女性のひじをまっすぐ伸ばしてもらう。ひじがピンと伸びて起き上がるまで、体を支える。

この一つひとつの動作を行いながら、ここでひじを押さえる、頭を支えるなどのポイントを、庭本がていねいに説明した。

細かいところまで、気を配っているんだなあ、というのが西田の印象だった。

庭本の模範例が終わると、実習となる。お年寄りの役を交代でこの介助を実習する。一見簡単そうだが、つい力を入れすぎたり、支えるのを忘れたりしてしまう。

次は、ベッドに腰かけた状態から、車イスに移る介助を行う。西田がお年寄りの役をすることになった。

まず、足の裏が床にしっかりとつくようにベッドに座った。車イスはベッドに対して斜めの位置だ。庭本が西田の腰を両側から支えた。西田は車イスの手前にあるひじかけをつかんで立ち上がる。立ち上がったら、車イスに腰を向けるようにひねる。介護者も車イスに向き合う形に体をひねる。

「西田さん、重いわあ」と庭本が冗談めかしていう。

「す、すいません。メタボなもんで」

参加者から笑いがもれた。みんなもっと張りつめているかと思ったが、穏やかな空気が流れている。

ひととおり終わると、先ほどのように参加者たちが交代で実習してみる。

健常者なら何でもない動作でも、要介護のお年寄りはその5倍、10倍もの体力と時間を使うことに改めて思い知らされた。

車イスに座って動いたのは初めてだ。車イスに座ると目線が上になり、首に負担がかかる。それだけで身体が疲れてくる。そんなことがわかってきた。

となると、車イスに座ったお年寄りに歯科の治療をする場合は、どういう姿勢でいるべきか、それも考慮しなくてはいけない。

いろいろと考えさせられる実習だ。そして、あっという間の二時間がすぎる。

「いかがでしたか。今日の実習は？」

と、別れ際に庭本が声をかけてきた。

「いい体験でした。ありがとうございます」

「よかったわ。次回もぜひどうぞ」

「それにしても参加者の皆さん、朗らかなのでびっくりしました」

と西田は正直な気持ちを述べる。

「だって介護って大変ですもの。無理したら持たないですからね。手を抜いてはいけないのですが、楽な気持ちで続けることも大切なんですよ」

「ああ、そうですねえ」

と西田も、母のときのことを思い出してうなずく。

介護実習を終えて、車で帰途につく。いつのまにか雨は上がっている。

空を見上げると、ずっしりと重い雲が垂れ込めていたが、西の空には雲間をナイフで切ったように赤い夕陽が差し込んでいる。

西田はラジオから流れるＤＪのトークを耳障りに感じて止めた。

静かになった車内で自問自答してみる。

要介護高齢者、そしてその家族に自分は何ができるのか。

第一に考えるべきことは、高齢者が歯科治療によって気持ちよく生活できるようになることだ。

自分の医院の宣伝ではなく、口腔ケアの大切さを広めることを優先したい。

あそこなら安心してお願いできる、そう思ってもらうにはどうしたら……。

いろいろなことが頭をよぎった。

今までは、自分一人でなんとかできるだろうと考えていたが、現実にはそれは不可能なこと、それでは患者さんたちやその家族にも心もとなく映るに違いない。医院としてきちんと体制を整えなくてはいけない。まったく問題山積だと、改めて感じた。

訪問歯科診療を行うなら、手を抜かず着実にと決意する

家に帰ると、悦子が鼻歌まじりで、夕食の用意をしていた。

「やけに機嫌がいいな～。どうしたんだい」

人の気も知らないでと、西田はちょっと不愉快な気分になった。

「ふふふ、今日ね、孝樹とお義母さんのところにいったでしょ。そしたらね、お義母さんたら、孝樹にあ～んていって、口の中を見せるのよ」

「それって僕と間違えているってこと？」

一瞬、ぎょっとした。

「いいえ、そうじゃないの。孝樹がいうには、前にお義母さんの歯磨きを手伝ったことがあるっていうのよ」

その話は覚えている。

「孝樹ったら、歯ブラシでお義母さんの歯を磨いてあげていたわ。うまいもんよ。いつ覚えたのかしら。あなたよりずっとできた息子ね」

つまらない皮肉をいうな、とムッとしたが、母の介護の件では、悦子にはいささか頭があがらない。

「お義母さん、うれしそうだったわ。そしたら孝樹がねえ、将来、歯科医になろうかなあ、なんていうのよ」

「え〜っ、本当?」

「サッカーやっていてもね。歯が大切なんですって。口の中も健康じゃないと、一流選手になれないらしいわよ」

悦子は西田の言葉などうわの空だ。

「孝樹、やっと決心してくれたのかしら。どうなのかなあ〜。あなたからもせっついてよ」

「僕が、そんなことしたら逆効果だよ」

「そうかしら」

鼻歌が続いている。

「ねえ、介護講習どうだった?　庭本さんの説明は上手だったでしょ」

西田は今日の出来事、そこで感じたこと、考えあぐねていることを話した。

「孝樹が大人になる頃には、もっと高齢社会がすすんでいるから、訪問歯科診療も増えるでしょうね」

そのとおりだ。それを見越して、今始めようと思っている。

「孝樹が歯科医を継いでくれたら、本当にいいのにね」

そういいながら、再びキッチンに立って調理に取りかかった。相変わらず上機嫌だ。

そうだよなあ……。もし孝樹が歯科医になってくれたら、こんなにうれしいことはないんだが、その頃は超高齢社会の真只中だろうし。

西田は、楽な気持ちで続けることも大切だという庭本の言葉を思い出した。無理せず、でも手を抜かず、着実に。そんなふうに訪問歯科診療をすすめていこうと決心した。

スタッフの協力をあおぐも、みんな不安な面持ち……

翌日、昼休みを利用してミーティングを開き、西田はスタッフ三人に対し自分の決意を語った。

「前回は訪問歯科診療のことを突然言い出して、皆に余計な心配をさせてすまなかった」

と西田はちょこっと頭を下げた。

「今までは、自分一人でなんとかやっていこう、と思っていたが」

三人は固唾を飲んで、次の言葉を待った。

「これからは本格的に取り組んでいこうと思う」

「本格的にってどういうことですか?」

と康子がびっくりして問い返した。

「もう始めているのではないですか?」

と由香がけげんそうに聞く。

「もうあきらめたのかと思っていましたけど……」

幸江が、じゃあこれからどうするの、とでもいいたげだ。

三人はやっぱり戸惑っている。

「訪問歯科診療について、みんなが感じていること、思っていることを紙に書いて、土曜日に提出してほしいんだ。その日の午後のミーティングで、これからどうするのかを僕から説明します」

西田は、三人が訪問歯科事業に腰が引けていたのを感じていたから、皆の意見をその場では聞かず、率直な意見を紙に書いて土曜日に提出してほしい、とお願いした。

土曜日の朝、その書面を提出してもらった。それを読んで、ミーティングまでに皆が何を不満に思い、あるいは不安に感じているかを把握することにした。


「皆の意見で共通していることは、たとえ私一人が訪問歯科を行うにしても、その影響で、皆がますます忙しさに振り回されてしまうのではないか、ということだ」

「準備しなくてはいけない書類は、当然私がやらなくてはいけないですよね」

受付の幸江が、いつになくきつい調子で答えた。

「院長は一人で行くつもりかもしれませんが、口腔ケアをするのでしたら、歯科衛生士がついていかなくてはいけないはずです」

と康子。

「私も基本的には反対ではないですが、介護のお年寄りを治療するとなると、今までとは違う技術や能力が必要になるでしょう。それがやはり不安……」

由香がいう。

三人はレポートにも書いたことをもう一度繰り返している。

意外やスタッフが訪問歯科診療に乗り気になった

西田は、皆の不安そうな顔を眺めながら切り出した。

「皆の意見や不安は理解している。それで、だ。訪問歯科診療専門のスタッフを入れようと思っている。歯科医と歯科衛生士の二人」

三人はちょっと驚いたのか、しばらく間が空いた後、

「もちろん、それはかまいませんけど……」

由香がぼそぼそといった。

「つまり、私たちは訪問歯科診療とは別になるんですね」

康子が確認すると西田もうなずく。

「そうなるね。もちろん、手伝ってくれるのならそれに越したことはないけど」

三人が顔を見合わせた。

「君たちが、訪問歯科診療にあまり乗り気ではないことは十分に承知している。それは仕方がない。でも、僕の医院で始める事業だから、そこはきちんと理解はしてほしいんだ」

西田はちょっと姿勢を整えた。

「訪問歯科診療を始めるのは、稼ぎたいという私利私欲からじゃない。これからの時代に絶対必要となる医療システムだからだ」

三人をしっかりと見据えた。

「以前に訪問歯科診療を始めようとしたきっかけは、僕の母が施設に入ったことだといったね。あの時は、説明が十分ではなかったと思う。母のことがきっかけで、施設に入所している高齢者の口腔ケアがなおざりにされていることに気づかされた。身体機能が衰えているのだから、話す、食べるという口腔の基本的な機能もどんどん衰えている。当然、歯磨きのようなケアまでも、自分一人できちんとできなくなっている」

「施設のスタッフが助けてくれるんでしょう?」

幸江が聞いた。

「そこが問題だ。おそらくどこの施設でも、介護スタッフは身体介護に精いっぱいで、口腔ケアまで十分に手が回っていないと思う。まったくやらないわけではないが、歯磨きの手助けすら、十分にできてはいないだろう。そんな状態では、口腔機能も口腔内環境も悪化するばかり。食事がしづらくなり、栄養も水分もしっかりと取れなくなってしまい、ますます衰えていく。それに噛む回数が少なくなる。すると脳への刺激も少なくなって、認知症がすすむことがある」

三人は黙って聞いていた。

「口腔ケアを怠っていると、結果は飲み込むのが困難になる嚥下障害だ。口の中の細菌で汚れた唾液が食べ物と混じって気管に飲み込んでしまい、誤嚥性肺炎を引き起こすことになる。高齢者の死亡率の原因は、がん、心筋梗塞、脳卒中で、肺炎が四番目。そして、この誤嚥が元で肺炎になるケースもかなり多いことがわかってきている」

ここで一息ついたが、皆は何もいわない。

「施設だけではなくて、在宅の要介護高齢者も同じような状況かもしれない」

「……」

「それに、高齢者だから義歯の問題もたくさんある。簡単な手入れならいいが、歯科医が診てあげないと解決困難なトラブルは、たいていそのままの状態にされている」

西田は白衣の前をきちんと合わせた。

「単刀直入にいって、多くの要介護高齢者は、歯科治療と行き届いた口腔ケアが必要だ。ところが現実は、ほとんど手が打たれていない。目の前でそんな状況を見てしまったら、歯科医として何もしないことに、歯がゆい思いがするよ。基本的な口腔ケアだけでも、ずいぶんと改善されるはずだからね。しかも、これからの日本は、超高齢社会がますますすすむ。できるだけ早く、訪問歯科診療体制を広めること、そして口腔ケアの大切さを訴えること。それを自分の住んでいるこの町から始めたい。日本一お年寄りが住みやすい町にすること。それが僕の使命だと思っているんだ。

ちなみに、65歳以上の高齢者の比率が7％を超えると「高齢化社会」、14％を超えると「高齢社会」、21％を超えると「超高齢社会」というんだが、日本は２００７年にすでに21％を超えているので、現在は超高齢社会になっているんだよ」

静かに語る西田に、今回は三人も納得したようにうなずいた。

「本格的に訪問歯科診療を始める動機をわかってくれたかな」

「院長のお話はよくわかりました」

由香が力強く答えた。

院長の熱気に、皆もしばらくは声がでなかった。しばらくして、

「今度はめげないでくださいね。最初にお話しがあったときは、院長が一人で始めるって、すごく力が入っていました。でも、うまくいっていないのがわかって、私たちとしても陰で心配していたんですよ」と由香が打ち明けた。

「あれっ、気づいていた？」

「見え見えでした」

三人にいたずらっぽい笑みがこぼれた。

「それはすまなかった」

西田はちょっぴり照れたが、改めて三人の顔を見つめた。

「僕が今、話した訪問歯科診療への気持ちは理解してくれたようだね。新しく来るスタッフと協力して仲良くやってほしい。それがみんなへのお願いだ」

「わかりました」

三人が一緒になって答えた後で、

「あの言いにくいことですが、新しいスタッフが入って、私たちのお給料に響きませんよね」

康子が単刀直入に聞いてきた。

「あ～悪い、ちょっと響くかなあ」

「え～、絶対ダメです」

三人がハモったように一斉に抗議した。

「冗談、冗談」

「院長、悪ふざけはやめてください。本気で怒りますよ」

康子が怖い顔をする。

「君たちの給料は下がらないけど、僕の給料は自主的に下げるんだよ。それは、ちょっとめげるけどなあ」

「それは仕方がないです」

全員が笑い転げた。

訪問歯科診療の案内資料づくりに着手

翌週から西田は積極的に動いた。やらなくてはいけないことがたくさんある。でも、あわてないで、少しずつ着実に、と自分に言い聞かせた。

酒本のアドバイスを聞いたので、訪問歯科診療の専用車を一台購入することも決めた。車種はどれにしようか？　小回りの利くミニバンにするかな？

などと、あれこれ検討してみる。

そして、訪問歯科診療を知らない人でも理解できる案内資料づくりである。これも庭本のアドバイスを参考に案を練った。

・訪問歯科診療の目的とは……？

・どういう人を対象とし、どういうサービスを行うのか？

・どういう手続きを踏んで、どれぐらいの料金がかかるのか？

——ここには、介護保険・医療保険の負担のことを説明しなくてはいけない。
・だれが担当するのか？
——これは院長と歯科衛生士の二人が担当するが、新任の勤務医も加えよう。

そういったことをコンパクトに、なおかつわかりやすく解説しなくてはいけない。料金は別に料金表をつくっておくほうがいいと考えた。

パソコンの前で四苦八苦していると、由香が入ってきた。

「院長、お話があるんですが」

「なんだい、由香さん」

「覚えていますか、以前ここで働いていた歯科衛生士の藤本さん」

「もちろんだよ。結婚して辞めた後、二、三回治療にもきていたからね」

「実はお子さんが小学校に上がるので、歯科衛生士として再就職の口を探しているそうなんです。しかも、ヘルパーの資格ももっているそうです。うちで考えてはいかがでしょうか」

「ふ〜む、それはいいタイミングかもしれない、一度会ってみよう。由香さんは藤本さんと付き合いがあったの？」

「いいえ、実は私も介護講習の話を聞きにいったんです。そこで藤本さんと偶然会って、そういう話になりました」

「えっ、もう介護講習に行ったの、あいかわらず研究熱心だな」

「あっいえ、問い合わせに行っただけです」

恐縮したように由香はいって、襟を正した。

「院長。私も訪問歯科診療に協力したいんです。交代で行かせてください」

突然で驚いたが、この申し出はうれしい。西田もとっさに答えた。

「よし、わかった。それなら僕とチームを組もう」

「院長とですか〜、うまくやっていけるかどうか心配……」

「もう七年もいっしょにやっているんだから大丈夫だよ。由香さんの腕の見せどころだ」

お互いに笑いあいながら、協力してタッグを組んでいこう、と約束した。

西田は、休み時間や終了後、そして休診日に出勤してパソコンに向かって案内資料づくりに精を出した。

受付の幸江には、訪問歯科診療を行う際に提出しなくてはいけない文書類について、きちんと準備するように指示した。

準備する書類は、患者とその家族に提出するための文書、介護事業所に提出しなくてはいけない文書と、大きく分けて二種類あるが、患者の治療内容によってまた細かく分かれている。介護事業自体がさまざまな文書提出を必要とする、いわば文書主義をとる事業なので、事業所と連携する訪問歯科診療も当然、文書の作成が多くなる。

幸江は、さすがにその煩雑さにうんざりしている様子だ。西田はもし将来、訪問歯科診療が拡大されたら、専用の窓口業務スタッフを増やさなくてはいけないだろうと考えた。

最初は訪問歯科診療の立ち上げにちぐはぐだった医院内も、徐々にこれから訪問歯科診療を始めるんだぞ、という空気が漂いはじめてきた。

受付スタッフが営業をやりたいと言い出す

そんな空気の中で、受付の幸江が真剣な面持ちで話があると言い出した。

あの面倒な文書がとっさに浮かんだ。辞めます、なんていわれたらどうしよう……と西田が思っていると、

「院長、実は」

「な、なに？」

「この前、院長がおっしゃったこと、私、ずっと考えました」

幸江は真剣な表情をくずさない。

西田はドキドキしてきた。

「本当にこれから訪問歯科診療が必要になる、おばあちゃんやおじいちゃんのためになるってこと、お話されてましたよね」

「そのとおりだ」

西田は声に力をこめた。

「以前、友人に教えてもらったことがあるんですが、神戸の震災のときのことです。震災関連死の大きな原因のひとつが、誤嚥性肺炎だったそうなんです。被災されて、口腔ケアまで気が回らなかったんでしょう。それって、歯科医療にかかわるものとして、とっても悔しいなって思います」

幸江はいっきに語った。

幸江には、神戸に住んでいる叔父叔母がいることは、以前に聞いている。

「それでですね。私は営業をやりたいんです」

「えっ、どういうこと?」

「あの、だから、そういうことです。ダメでしょうか?」

「ん、いやダメじゃないよ。ちょっとびっくりしてね」

「訪問歯科診療の文書を用意しているうちに、これはきちんと勉強しなくてはいけないと感じました」

「そのとおりだ」

「窓口業務を担当するなら、往診依頼の電話も応対しなくてはいけません。となると訪問歯科診療自体の営業にかかわってくるのではないでしょうか?」

「そうかもしれない」

西田は幸江の勢いにのまれて、いささかたじろいだ。

「ですから、私も外回りの営業ができるのではないですか?」

「そ、そうだね。わかった。でも少し考えさせてくれる?」

とりあえず考えてみるといって、幸江の提案はひとまず保留することになった。

若い幸江にできるだろうか? 治療内容を説明するのではなく、診療の体制を説明するのだから、大丈夫かな。庭本がいっていた、営業は院長が行うのではなく、専門の窓口担当が行うとよい、という言葉を思い出した。

性格的にも、幸江は営業向きだ。嫌味がなくて愛されるタイプである。たしかに幸江が営業を手伝ってくれたら、助かるかもしれない。
二、三日後、受付で書類を整理している幸江をつかまえて、
「この前の話だけど」

幸江が大きな瞳で西田を見つめ返す。

「営業やると、昼休みつぶれちゃうよ」

西田がささやいた。

「かまいません」と幸江もうれしそうにきっぱり。

「ほんとに?」

「お給料上げてくれれば」とにらまれた。

「しっかりしてるなあ」

「冗談ですよ」と笑いがもれる。

「冗談じゃなくて、それも考えていこう。すぐに戦力になるほど甘くはないけど、お互いに協力しあっていこう」

訪問歯科診療の仲間が、また一人増えたことが西田はうれしかった。

営業のターゲットをどうするか？

いつか地域包括センターに情報を取りにきては、という庭本の言葉を思い出し、営業の勉強をかねて、メールで問い合わせをしてみた。すると、応対できる時間を教えてくれたので、アポイントをとる。

約束した日時に、幸江といっしょに地域包括センターに向かう。

地域包括センターは2005年の介護保険法で定められたセンターで、地域全体の保健衛生、高齢者を中心とした介護、社会福祉全般をマネージメントする施設だ。ここには保健師、主任ケアマネージャー、社会福祉士が勤務しているので、地域の高齢者や介護問題の情報はここに集まってくると考えてよい。

西田は訪問歯科診療で患者さんを探すには、施設や事業所を回って紹介してもらうのが一番だと、つくづく感じていた。なぜなら訪問歯科診療は、地域の介護や福祉事業の一環として位置づけられるからで、それが外来診療と大きな違いだ。今後はできるだけ、介護や福祉事業者との協力体制を築いていきたいと考えている。

応接室で待っていると、庭本が現れた。

「こんにちは、この間は余計なことをいってすみませんでした」

「いいえ、そんなことはありません。他に指摘してくれる人はいませんでしたから助かりました。こちらは森島幸江といいまして、今は歯科助手と受付をしていますが、将来は営業担当をする予定です」

西田が幸江を紹介すると、幸江が頭を下げた。

「よろしくお願いします」

「これから勉強することがたくさんあると思うけど、がんばってくださいね」

「今日は、訪問歯科診療を始めるにあったて、よきアドバイス、そして情報をいただきたいと思い、うかがいました」

西田が本題に入ろうとすると、

「このセンターは、特定の医療機関だけに有利な情報を与えることはありません。地域の医療、福祉、介護の問題を解決していくことが目的ですから。その辺は心得ておいてくださいね」

庭本がさりげなく言い添える。

「わかりました」

西田と幸江がかしこまる。

「以前、介護と福祉事業者のリストをいただいています。最初は、患者さんを紹介してもらうのに、そのリストからアトランダムに施設や事業所を回りました。それで、在宅の患者さんを探す方向にシフトチェンジしていったのですが、大まかにいって、どういう分野の事業所に的を絞るといいのですか？　実はさまざまな施設があって、まだよくわかっていないのが実際のところです」

高齢者の介護福祉サービスは、細分化されていて、常々西田は混乱していたのだ。

「たしかに種類も多くて大変な数の事業所があるから、名前を見ただけではわかりませんよね」

庭本もリストを見ながら、苦笑した。

「歯科の患者さんを見つけるのに、どの事業所がいいかは、ひと言ではいえません。もし営業をされるとしたら、アトランダムに回るより、それぞれの事業所別に傾向と対策を探ってからにしたほうがいいかもしれません。たとえば、介護福祉サービスの内容を分類すると、入所系、通所系、訪問系に分けられます。それから他の区切り方をすると、介護系、福祉系、医療系というようにも分けることができます」

「その分け方自体がよくわからないわ」

幸江がつぶやいた。

「習うより慣れろってことかしら。西田先生はこの間、介護講習にきていましたけど、それだけでも肌でわかってくる部分があって、営業先と話をするにも違いが出てきますよ」

庭本が幸江に諭すようにいった。幸江がうなずいている。

「たとえば、僕の場合なら、介護系と訪問系の事業所を集中的に営業するのがいいのかな」

「ええ、でも通所系の介護、いわゆるデイサービスやデイケアに来ているお年寄りの中にも、デンタルケアを必要とする方もいるかもしれません。そういう可能性も考えておかれるといいのではないかしら」

「ああ、そのとおりですね」

「細かいところまで説明はできませんが、そんなふうに営業する先がどんなところかを知ってからのほうが効果的でしょう」

庭本と話をしているうちに、ある程度分類して、営業手法を変えることもありだな、と考えた。

話は続いたが、やがて時間がきてしまった。

「高齢者にとって住みよい町づくりをするのが、私たちの目的です。ですから、一人でも多くの高齢者に口腔ケアがいきわたってほしいんです。西田先生のお仕事も応援しますから、がんばってくださいね」

庭本に励まされて、地域包括センターを後にした。

スタッフの提案で『院長の想い』をパンフレットに

外来の診療以外の時間、西田は訪問歯科診療をどうやってすすめていくか、そのことばかりを考える日々が続いた。

そんなある日のこと、訪問歯科診療には距離を置きたいとはっきりといっていた康子が、ひとつ提案があるといって院長室に入ってきた。

「私の提案ですが、院長ご自身がお母さんのことで一番感じられていることを、案内資料に入れてはどうですか」

「個人的な感想を……。なんか違和感がない？」

「ん〜、そうですね〜。それでは院長の熱い想いをつづった小さなパンフレットを別につくってはどうでしょう？　営業目的ではないんだよって、知らせるべきですよ」

熱い想いといわれて、西田は照れくさかったが、康子の申し出はいいアイデアだと思った。それならすぐに書けそうだ。

「よく気がつくなあ」

「うちのダンナは営業をやっているんですが、以前、同じようなことをしていたので」

「へえ、そうなの。でもそうやってアイデアを出してもらえるのは、僕としてはとても心強いなあ。早速やってみるよ」

そういうと、康子は照れくさそうにそそくさと退出した。

案内資料は、なんとか形になるまでに10日もかかってしまった。

おわりに、西田歯科医院まで気軽に問い合わせください、という一文を付け加える。できる限りわかりやすく見やすくするために、項目を並べ、それに解説をほどこしていく体裁にした。素人のデザインなので、シンプルに徹する。

そして、康子から書くようにすすめられたパンフレット――「院長の想い」。

これは、Ａ４の用紙を二つ折りにしたサイズだ。それをホッチキスでとめて、冊子のような形にした。

素朴なものだが、西田は、自分がなぜ訪問歯科診療を始めたかを、正直につづっている。

「さあ、これで、再スタートだな」

そんなにいいことばかりじゃないだろうな～と思うかたわら、西田はなんだか気持ちがワクワクしてきた。歯科医院を開業したての頃を思い出す。

新たに歯科医師と歯科衛生士を採用し、医療チームの編成を

専門の歯科医を探すにあたっては、同窓のツテやインターネットでの求人広告を利用することにした。

二週間後に応募者の中から三名の候補者に絞った。男女とりまぜて、比較的若手の人選である。履歴書をみると、キャリア、勤務地、勤務時間の希望、どの人材も甲乙つけがたかった。後は、面接で決めるしかない。

一人ひとりと話していると、それなりに持ち味がある。人柄、実力、どれも拮抗していた。迷ったが、結局、賀川という、現在勤務医をしている若い男性を選ぶことにした。

決め手となったのは、学生時代に障害者団体でのボランティアをしていた経験があることだった。賀川の話ぶりから、ボランティアや障害者に対して気負うところがなく、自然体でいることに好感をもった。そういう優しさと大らかさがあれば、訪問歯科診療でお年寄りやその家族ともうまくコミュニケーションがとれるだろう、と思ったのだ。

賀川は、それまでの勤務先の仕事を整理し、夏が始まる頃に西田歯科医院に勤務することとなった。

歯科衛生士は、由香が推薦した歯科衛生士として当院に勤めていた藤本朝子に決めた。

由香から話があった直後に、藤本自ら挨拶にきている。

「やあ、久しぶりだね。由香さんから話は聞いたよ」

「ほんとにご無沙汰しています。院長先生が、今度、訪問歯科診療を始めるって聞いて、ぜひ復活したいって思いました」

「ヘルパーの資格をもっているんだって？」

「ええ、義理の母が要介護状態なんですよ。それほど重くはないのですが、介護をしているうちに、いっそ資格をとってしまおう、と思ったんです」

「君は努力家だったものなあ」

子どもがいる藤本なので、仕事の内容や勤務時間など、納得のいくまで話し合った。

ヘルパーの資格も大きな強みだし、西田のやり方や歯科医院内のこともよくわかっていることも強みであった。訪問歯科診療専門チームには最適の歯科衛生士といえよう。キャリアの長い藤本は、これから決まる新任の歯科医師とコンビを組んでもらうことにした。

これで、訪問歯科診療のチームは二つできあがったことになる。

〝敵を知り己を知らば……〟って？

自分が目指す訪問歯科診療の理念を『院長の想い』にまとめ、具体的な診療の内容や手続き、料金については案内資料にていねいに解説し、そして専門の診療チームが出来上がった。これで訪問歯科診療体制がほぼ整ってきたといえる。

新任の歯科医はまだ着任していないとはいえ、自分と藤本でチームを組めば、いつなんどき訪問歯科診療の依頼がきても大丈夫である。

これから始まる事業への期待に胸をふくらませて、西田は母に新体制のことを報告に行くことにした。いつものように医院の昼休みを利用して、母が昼食を終えた頃合いを見はからって出かけた。

食後なら母の歯磨きを促すのにいいタイミングだし、口腔環境を西田が診てあげることができる。西田のそうした努力もあって、以前に比べて母の口腔環境はきれいになったけれど、母は相変わらず自分から積極的に歯磨きをしているようには見えない。やはり、身体が不自由なことや、口唇の麻痺が残っていることが影響しているらしい。

その日、施設に到着し、母の個室を訪れると、父が見舞いにきていた。母はベッドでうとうとしていたので、声はかけなかった。

父に軽く挨拶を交わした後、

「母さん、歯は磨いた?」

西田が尋ねると、父が歯磨きするようにせかしたので、すでに終わったという。

「そう。母さんは自分でやると、まだぎこちないから、父さんも気がついたら手伝ってください」

「どうしていいかわかんないよ」

父はちょっと面倒くさそうな感じ。

「父さんでもできる口腔ケアの介助を今度教えますよ」

「専門家に任せる」

その言葉に、やれやれと西田は思った。

「一般の人が介助できないくらいひどくなった場合に、僕たちが助けるんだよ。実はまさにそのことなんだけどね。僕の医院で本格的に訪問歯科診療を始めることにしたんだよ。父さんは知らなかった？」

立ったまま話している西田に、父が椅子を差し出した。

「訪問歯科診療？　昔はお医者さんが診療に家まで来てくれたもんだけど、最近はそういう話を聞かなくなった。今はこちらから病院に行って診てもらうか、入院するかだなあ」

父はあまり関心がないのか、聞き流しているようだ。

「でも一般の人が対象ではなくて、母さんみたいな要介護の高齢者が対象なんだ」

「そうか、年寄りの歯の治療のために訪問してくれるのか？」

「治療だけでなく、口の中を清潔にするための手入れもするよ。今日みたいに、歯磨きだって家族が介助しないと、口の中が汚くなるばかりだからね」

当てこすりをいったのだが、父にはほとんど通じていない。

「訪問歯科診療というのは、新しいシステムだよ。訪問介護って聞いたことがあるでしょ?」

「ヘルパーがきて、いろいろと手伝ってくれるのがそうだろう?」

父がヘルパーにぞんざいな態度をとって、トラブルになりかけたことを思い出した。父は今でも家事や介護に対して積極的に取り組んでいない。

「そう、それです。僕がこれからしようとしていることは、訪問介護の世界とリンクするといったほうがいいかもしれない。ヘルパーさんも生活援助のひとつとして、口腔ケアの介助をするけど、それだけでは不十分なことが多い。だから、僕らのような専門家の力が必要になるというわけだ」

「ふうん、そうかそうか。医院と違って、患者さんが向こうからやってくるわけじゃないから、大変な仕事だな」

「そ、そうなんだ……」

たしかに医院を広げて待っていても、患者さんは向こうからやってはこないのが訪問歯科診療である。こちらが捜しにいかなくてはいけないのだ。

「そうなんだ。これから、そういう患者さんを紹介してもらわなくてはいけなくてね」

「どこで紹介してもらうんだ?」

「主に事業所のケアマネージャーさんからだけど」

「まずは、ここの施設に来ればいいじゃないか」

父は当然のように答えた。

「実は以前に、ここのケアマネに相談したことがあるんだけど、やんわりと断られたんだよ」

西田はちょっとバツが悪かったが正直に答えた。すると、父がかつての仕事人間だったときの顔になった。

「医療の世界のことはよくわからないが、誰かに患者さんを紹介してもらうってことは、まあいってみれば、顧客をつかまえるということだ。これはひと苦労だぞ。一般企業の営業とは違うだろうけど、営業するのをなめてはダメだぞ」

「その問題については、ずっと考えているよ。営業というものをなめているわけではないんだ」

「う〜ん、おまえの本分は歯科医だ。営業するなら、少しはノウハウを学んだほうがいい。事業を広げるときには戦略が必要なんだ。いいものを作れば売れる、いいことをすれば広がる、という単純なもんじゃない。おまえは昔から思い込みだけで、一方的になるきらいがある」

お互いさまだ。父からいわれてかなりムッときたが、久しぶりに父の真剣な口調に驚きもした。

「営業訪問先のリストをつくったり、同業の歯科医に話を聞いたり努力をしているよ」

「まだまだだな。〝敵を知り、己を知れば百戦危うからず〟って知っているか？　どうもおまえの話からすると、敵がわかっていない」

「て、敵って、そんなんじゃないよ。でも父さん、ありがとう。僕なりにちょっと勉強してみるよ」

父が説教くさくなってきたので、この話は切り上げたかったし、母はそのまま昼寝をしてしまったので、とりあえず施設を出てしまった。

これから、再度、事業所に挨拶回りだが、そのときのいわば営業トーク、交渉術については何も考えてこなかった。以前、自分が事業所に出かけて、話を切り出していた場面を思い起こし、慣れない緊張からか、一方的に一人で話をしていたような気がしてきた。

父は介護や医療のことはわからないが、長年の事業経営の経験から、西田の理想を理解しつつ、現実の事業に展開していくときのことを心配したに違いない。

営業マニュアルをつくる前に、施設の人たちの声を聴く

施設を出てから西田は現状をじっくりと考えた。

庭本にもいわれたが、営業の専門を誰かに任せたほうがよいのだろうか。幸江が営業を買って出てくれたが、まだまだ新人だから完全に任せるのは無理だ。専門に営業の人間を置きたいのはやまやまだが、経営的にいって、これ以上人を増やすのは不可能なことも事実だ。

西田は、これまでかなりの数の事業所に行って挨拶をしたり、ケアマネと言葉を交わすなどをして、顔合わせはすませている。今から思えば、怖いもの知らずもあったろう。弱小ながらも営業をかけるネットワークはできつつある。

そこでまず、西田自身の経験を活かして、簡単な営業マニュアルをつくることを思いついた。そうすることで、自分のやり方を振り返ることができるし、営業手法を幸江と共有できる。幸江は今、営業先がどういうところかを一生懸命に勉強していて、相手に合わせて営業手法を変えていこうと話し合っている。その根幹となるマニュアルづくりだ。

医院に戻ると、事務室にいた幸江に営業マニュアルをつくるので協力してほしい、と声をかけた。

「わかりました。院長の営業のやり方をまとめればいいのですか？」

「うむ、まあ簡単なものだけどね」

すると同席していた康子が、そのやり取りを耳にして口をはさんできた。

「院長、営業するのなら、まず相手のことを知るべきです。よくうちのダンナがいっています。相手のところにいって、一方的な押しつけをしても煙たがられるだけですよ」

「はあ……」

院長と幸江も、ちょっとびっくりして顔を見合わせた。

「すみません、口出しして。でも前回、院長お一人であちこち回っていたのに、成果があまり芳しくなかったのをみていたものですから……」

「うむ、そ、そうか」

西田もそれを指摘されると、二の句をつげなかった。

「院長、ケアマネさんに、どういう営業ならＯＫで、どういう営業ならＮＧなのか、率直にヒアリングしてみてはいかがですか？」

康子が提案してくれたアイデアに、西田も膝を打った。康子がいっているのは、先日、父がいっていた「敵を知る」ことなのかもしれない。

「そうだ、それはいい。心機一転巻き直ししているんだから。その点もきちんと変えていこう」

「ええ、その上で実際に営業手法をマニュアル化する。そして実際に練習するんです。それくらいはやらないと」

康子のてきぱきした口調に、二人ともタジタジだった。

西田は康子の意見に納得して、さっそく何人かのケアマネに連絡をとり、時間をつくってくれないかと頼んでみた。すると母の担当ケアマネである梶野からメールがあり、一時間ほどなら、時間があるといってきた。

「なかなかお役に立てないので、こういう時こそ」と、メールには書いてあった。

指定された日時に、西田がさくら介護ステーションに出かけていくと、事務室の隅にある応接室で待つようにいわれ、10分ほどで梶野が現れた。

「すみません。遅くなってしまって」

梶野の様子から、せわしなく働いている様子がうかがわれた。

「いえ、こちらこそ忙しいのにすみません」

「仕事はたいていこんなもんです。こういう前置きの時間も惜しいので、さっそく始めましょう」

西田は梶野に、自分が目指す個人的な想いをつづった『院長の想い』を書いたことを話し、さらに訪問歯科診療の専門チームを発足させたことを話した。

「西田先生、やるじゃありませんか。準備万端ですね。幸先のよいスタートだと思います。本当に、後はどうやって診療を望んでいる高齢者を見つけるか、にかかっていますね」

梶野の好意的な反応に西田もホッとした。

「短くていいので、西田先生が事業所に行って行う営業の方法をここで見せてもらえませんか。私を訪問先の事業所だと思って……」

梶野の申し出は、西田としては照れくさかったが、思い切ってやってみることにした。

まず、ドアを開けて入ってくるところからスタートする。

「私、西田歯科医院の西田と申します。お世話になります。今日の二時にアポイントをいただきまして、うかがいました。梶野様はいらっしゃいますか？」

梶野が「私です」といって、西田に向かって立ち上がった。

西田が頭を下げ、初対面の挨拶をかわす。

「実は今日うかがったのは……」

話を続けようとすると、梶野がおずおずとさえぎる。

「あのう、西田先生、名刺は渡してくれないのですか？」

「あっ、しまった」

「すみません、ちょっと戻ります」

といってカバンの中をごそごそとさぐって、名刺入れをとりだした。そこから名刺を無造作に一枚取り出して、「よろしくお願いします」といいながら、梶野に手渡した。

「西田先生、いきなりつまづいています。その名刺の渡し方だと、いい印象を与えませんよ」

ゴングが鳴って試合開始早々、左フックを浴びせられたような感じだ。

「そんなにかしこまる必要はないのですが、一般社会で普通に行われている程度の名刺の渡し方は覚えておきましょう。名刺入れはいつもポケットに入れるなどして準備しておき、サッと名刺を取り出せるようにすること。それから、相手に渡すときは、両手を使って、相手が読めるようにして、差し出してくださいね」

梶野が早口で注意した。

「は、はい。こういうふうにですね」

西田は両手で持ち替えて名刺を渡した。

「続けていいですか？」

「どうぞ」

西田は案内資料片手に、それをつくる際に頭にたたきこんだ、これから取り組む訪問歯科診療の詳細を話し出した。梶野が相づちを打ちながら聞いてくれるので気をよくし、自分がこの診療を始めたきっかけから、これからの超高齢社会の課題までをまじえる。

最後に「西田歯科医院をぜひともよろしくお願いします」といって話し終えた。

「ふう、七分ぐらいですね」

梶野が腕時計を見ていた。

「長いんじゃないかしら」

今度はカウンターパンチか。いささかへこんだ。

「内容を詳しく、熱意をもって話したつもりなんですが……」

「もちろん、それはそれで大切です。でも、もっと要点をかいつまんで話すべきです。時々しつこくて、ダラダラと長く話す人がきますが、これは嫌がられます」

「わかりました」

西田は冷や汗がでてきた。

「今の話で関連していうと、忙しい時間にやってくる人、間が悪いというか、そういう人もきらわれますね」

ケアネネの忙しさを念頭に置くことが大事だというのだ。

「それとお気づきでしたか。私と言葉のキャッチボールがひとつもありませんでした」

「た、たしかに」

「一方的に話すことを避けるためには、相手に質問をすることを心がけるといいのですよ。介護をしているお年寄りに歯の問題が発生したら、どんなふうに対応されているのですか、みたいな質問です。西田先生としても知っておきたいでしょう」

そして、さらに提供するサービスに、他の医院との差を強調することも付け加えた。

「西田先生のところは、この『院長の想い』がとても良い印象を与えると思うわ。他では見たことがないし……」

それを聞いて、西田もうれしくなった。

「でも、実際の営業では、情熱にまかせて自分の気持ちや理想ばかりを話さないように気をつけること、それから単純に訪問歯科診療をしていますというだけでは、他と同じです。もうひと押ししないと」

「どういうことでしょうか」

「誰が診療に来るのか、は一番大切なポイントでしょう。院長自らが行うとか、あるいは専門の訪問歯科診療チームが来るということまで、きちんとアピールしておかないといけませんよ」

なるほど、そういうことか。

そろそろ時計の針が一回りしつつある。

「今日は何点ですか」

「うーん、50点かな」

「キビシイ。でも、いろいろと指摘していただいてよかったですよ」

「西田先生はサラリーマンではないんですから、最初からそつなくできるわけがないのです。それでも自分で営業をするなんて、本当に感心。いかにも営業マンという感じがなくて、歯科医としての熱意が伝わってくるのが、とっても強みですよ」

西田から笑みがこぼれた。

「最後に、いっておかなくてはいけませんが……」

と梶野が真面目な表情になった。

「歯科に限らず、訪問診療というのは、診療を受けるようになった患者さんの最期までのお付き合いになることがあります。ですから、ケアマネも医療関係者を紹介するのに慎重にならざるをえないのです。そういう背景があるということを肝に銘じてくださいね」

最期までかかわる――西田は、治療やケアによって助けることばかり目を向けていた。けれども、梶野のいうことも現実である。そして、ケアマネの仕事とは、そういう重さを担っているのだ。以前、地域包括センターの庭本からいわれた、ケアマネの事情を理解する、とはこういうことなのだと、じんわりと伝わってきた。

「今日はありがとうございました」

なんだか新入社員研修のようだった。冷や汗をかいたり、緊張の連続であったりしたが、十分に成果を感じた一時間であった。西田は感謝して辞した。

営業マニュアルをつくり、院内で練習する

その二、三日後、西田の指導で営業マニュアルがほぼできあがった。

忙しい時間を避けるため、事前に必ず電話で責任者の氏名と都合を聞き、アポイントをとることを決めた。そして、名刺の受け渡しもマニュアルに書き入れる。

肝心の営業トークは、ざっと次のような流れをつくってみた。

①まず入り口で自己紹介をする
↓
②アポイントがあることを伝え、その相手を確認する
↓
③医院を紹介する
↓
④訪問歯科診療を始めたことと、その目的を告げる
↓
⑤相手先に困っていることがないかどうかなどの質問を交えて、しっかりコミュニケーションをとる
↓
⑥当医院で無料検診やボランティアで、介護者対象に勉強会を開くことも行うなどの提案をする
↓
⑦まとめの口上を述べる

西田と幸江は、この営業マニュアルにしたがって、これから予行演習をビシビシしようと約束しあった。時間があると、由香や藤本、時には康子を営業先に想定して、練習するのである。

さすがに、西田は照れくさいし忙しかったので適当に練習していたが、幸江は閉院

後の特訓も苦ともせず、必要な知識もすぐに吸収する。そして、練習の成果が実って、このマニュアルを一分で行えるようになったときは、スタッフ全員が「おめでとう」といって喜んでくれたのである。

こんなことも、院内の雰囲気を高めることに効を奏した。そして、ドンドン頼もしくなる幸江を見て、西田も先が楽しみになった。

夏が始まる頃に、新しい歯科医が加わった。

「賀川です」

西田が紹介を終えると、賀川が頭を下げた。

賀川は、開業医の下で四年間ほど働いていて、障害者団体でボランティアをしていた経験から、訪問歯科診療に興味があることなど、ざっと自己紹介をする。

「お聞きのように、賀川先生は学生時代、ボランティアをしていたということです。訪問歯科医として、大きな戦力になってくれるでしょう」

「よろしくお願いします」

さすが歯科医だ。笑うと真っ白な歯がこぼれる。さわやかな青年である。

女性陣の多かった西田医院に新しい風を吹き込んでくれるはずだ。

「さて、彼にも営業マニュアルをしっかりとたたきこまないと……」

こちらも先が楽しみであった。

訪問歯科診療の紹介が来だし、いよいよ軌道に乗り始める

西田歯科医院は、すっかり訪問歯科診療モードになっている。

受付では、幸江が案内書と『院長の想い』を患者さんに渡しながら、さりげなく「歯のことで悩んでいる高齢者さんがいらっしゃったら……」と聞いている。

そんなある日、庭本から電話があった。

「お久しぶりです。その後いかがですか？　営業はうまくいっていますか？」

西田は、介護関連施設の違いさえわからなかった、あのときのことを思い出して苦笑いだった。

「実は、歯科の訪問診療を探しているという事業所から連絡があったので、とりあえず西田さんのところをすすめました」

「えっ！　やったあ」

「まだ、決まったわけではないからなんともいえませんけどね。その事業所のケアマネさんときちんとお話してみてくださいね」

明るい声が返ってきた。

庭本から紹介されたという事業所から、間もなく電話があった。すぐにでも来てくれないかという希望である。念のため、診療の道具を携えて行くと、到着早々、その事業所のケアマネからW町の木村さん宅に寝たきりのお年寄りがいて、むし歯の痛みを訴えているという話を聞かされた。可能ならすぐにでも診てほしいという。緊急なので、事務的な問題をさっとすませて、西田は藤本を携帯で呼び寄せて、その木村さん宅にうかがった。

この寝た切りのお年寄りは、長い間口腔ケアをせずに、放っておいたのがむし歯になったようだ。とりあえず、応急措置を施す。その後、治療スケジュールと、ざっと料金などの説明を家族に話した。

すると「もっと早く知っていればよかった」と大変感謝された。訪問歯科診療について、このようなサービスがあることも知らなかったらしい。

こんなふうに、初めての訪問歯科診療はバタバタとスタートした。けれども、西田は口腔ケアに対して、どうしていいかわからない、誰にいっていいかわからない、そんな高齢者たちと家族がたくさんにいるに違いないと実感した。

続いて、うれしいことにお世話になった梶野からも紹介があった。

案内資料一式を持参し、さらに梶野の指導でまとめたコンパクトな営業トークに納得し、今回は安心してお願いする気になったという。

「それに、知っている歯医者さんだと心強いです」

ともいってくれた。やはり、頻繁に顔を出すことが大切らしい。

こんなふうに、ボツボツではあるが、各事業所のケアマネから、利用者の紹介が舞い込み始めた。また、通院している外来患者さんからは、まだ直接治療の依頼はないものの、質問や問い合わせがくるようになった。

医院内の体制も整い、順調に動き出し、西田歯科医院の訪問歯科診療はしだいに軌道に乗り始めてきた。

＜コラム③＞どんな治療をしているかよりも、誰が治療をしているかが重要！

これは、訪問歯科診療だけではなく、外来診療でもいえる大切なことです。コンビニよりも歯科医院が多いといわれて久しいのですが、そうした中で患者さん側としては、何を信頼して歯科医院を選ぶのでしょうか?

最新技術や最新医療機器などももちろん大切ですが、それよりも「この先生なら誠実に治療してくれるだろう」という、自分の健康をゆだねるに値する、信頼できる歯科医を選ぶはずです。

訪問歯科では、本書のとおりケアマネさんから患者さんを紹介されるケースが多く、ケアマネさんとしても、身体の弱っている利用者さんを紹介するわけですから、相当の責任感をもって紹介するのでなおさらです。

そこで、文中にも紹介した「院長の想いをまとめた小冊子」が有効なツールとなるわけです。

＜小冊子のつくり方＞

文字数としてはあまり多くなく、せいぜい3～4分で読める程度（1500字～2000字）。あまり漢字を多くしないこと（全体で20％以内に）。A4用紙に縦書きで左右分割での割り付け印刷（2ページ分を1ページ内に印刷）を行うことで、小冊子風にまとめることができ、読みやすくなります。

表現は口語調で、ストーリーとともに、その時々の院長の想い（内面）を書き出します。

ストーリーとしては――

・歯科医師を目指した理由
・歯科医師としての修行時代、試練の中で学んだこと
・訪問歯科診療に取り組むことになったきっかけ
・今の訪問歯科診療に対しての姿勢と今後の方針

――といった流れが理想的です。

「一人の主人公が大志を抱き、それに向けて努力する中でさまざまな困難が訪れるが、それを克服してついに目標を達成する（もしくはその途上にある）」といったシナリオ構成は、ハリウッド映画にも見られる、多くの方が共感できるものです。院長先生が今まで送られてきた人生を、このように整理して書き出してみるといいでしょう。もちろん、嘘は絶対にいけません。

第4章

順風満帆の訪問歯科診療にも落とし穴が⁉

努力が実って訪問歯科診療は増える一方

初秋も過ぎようとしていた。

10月になると、いくつかの事業所から、毎週のように新しい利用者が紹介されるようになってきた。

実際の訪問歯科診療が増えていく一方で、リストから選んだ事業所も、庭本のアドバイスを参考に、訪問先の性格を下調べして、少しずつ営業手法も変えるようにした。マニュアルをつくって練習した営業トークも成果があがり、今のところ営業訪問先でもスムーズに話がすすんでいる。

営業は、西田自らが行くことが時間的にも難しくなったので、幸江あるいは新任の賀川が担当するようになった。

作り直した営業資料一式もわかりやすくなり、配布先でも評判は上々だ。

中でも、西田の想いを書きつづった『院長の想い』は、介護関係者や訪問先の気持ちをつかむことに役立った。この中で、西田は自分の気持ちを朴訥につづっているが、それが利益優先ではない印象を読む人に与え、この医院ならお願いしてみよう、と安心感を抱かせている。他の医院では例がないらしい。

『院長の想い』と、少しでもケアマネの負担にならないような配慮、そしてさりげなく他の医院と違うことを強調したトーク、このようなやり方が事業所やケアマネの間で、西田歯科医院の好感度アップにつながる結果となっていた。

連絡事項や進行スケジュールをマニュアル化する

西田医院では営業マニュアルに続いて、連絡事項や進行スケジュールをかなりマニュアル化した。ミスを極力出さないようにするためだ。

事業所から要介護高齢者の紹介の話がくると、医院と事業所、患者本人の間の書類のやりとりなどを確認する。それから直接先方に電話して、最初に患者さんの状態を知るための初回インタビューの日取りを決める。

この最初のインタビューが、患者さんや家族の方といい関係をつくるための決め手となる。初回の印象というのは大切であることを実感させられる。

訪問歯科診療を初めて間もなくの頃、西田がある家庭にうかがったときのことだ。患者さんは80代の少し認知症がはいっている男性であった。車イスに座っている。本人からは詳しいことは聞けないので、同席した家族に患者さんの症状を聞くことになった。

ひととおり説明を聞き終わると、それでは診てみましょう、とお年寄りに向き直り、口の中を診断しようとした。ところが、そのお年寄りがまったく口を開かないのである。

「口を開けてくれますか〜、はい、あ〜んして」

といっても、まったく動かない。家族も「おじいちゃん、がんこなんだから」と困ってしまい、なんとかして口を開かせようとするが、お年寄りの口はがんとして開かない。

西田は仕方なく仕切り直しをすることにした。

まず本人にゆっくりと症状を聞く。一つひとつ丹念に、どんな歯の痛みがあるのか、どこが痛いのか、どんなときに痛いのか、それから普段はどんなものを食べているのかまで、噛んで含むように、といった調子である。

お年寄りは、うなずいたり、口を指さしたりしていただけだが、そのうちに口を開いて、西田に診察を促すようになった。事なきを得たが、結局、予定の時間は大幅に超過してしまい、帰ってからの予定に支障をきたしてしまった。

おそらくこのお年寄りの場合、最初のインタビューのときに、いきなり家族から話を聞いてしまったので、本人は無視されたと、へそを曲げてしまったのだろう。

そういう細かいことへの気づかいも要求される。合理的に物事がすすめば、そんな楽なことはないのだが、そうもいかないのが高齢者介護の世界だとつくづく感じる。

長けたコミュニケーション能力が問われるところもあって、スタートしたての訪問歯科診療はキャリアの長い西田が中心となった。

新任の賀川は、技術的に問題はなく、訪問歯科診療専門で雇い入れたとはいえ、しばらくは対応が比較的やさしそうな患者を受け持っている。

また、紹介された患者の状態をあらかじめつかんでおくために、幸江の仕事である事業所や患者宅との電話連絡も、こまやかさが要求されるようになった。受付と歯科助手、ときには営業の勉強までしている幸江は、てんてこまいの忙しさだ。

西田は、そろそろ新しい窓口業務担当のスタッフを入れようかと思案中。

スタッフ同士のコミュニケーションに問題が……

予想外な問題が出てきたのは歯科衛生士の三人だ。微妙な緊張感が生まれている。とくに由香は、西田とコンビで訪問歯科診療チームと宣言されたものの、それまでに担当していた外来患者のケアを優先しなくてはいけない。

そのため、もともと訪問歯科診療のために勤務している藤本が西田と組んで、優先的に訪問にいくことが多い。しかし、由香は訪問歯科診療に燃えていただけに、内心忸怩（じくじ）たる思いがあるようだ。

10月も終わる頃のこと。

西田が午後の訪問歯科診療の準備をしていると、

「私も訪問歯科診療に行かせてください」

と由香は、直接西田に訴えた。

「今日は、これから定期検診の患者さんがくるじゃないか」

「キャンセルの電話があって空いたんです」

「突然、いわれても困るよ」

「だって、いつまで経っても経験が積めない……」

「無理するな。今の状況なら、藤本さんで十分間に合う」

由香がむくれてしまった。

そんな態度は、藤本にも当然のように伝わり、ギクシャクした空気が流れている。訪問歯科診療に関心がないもう一人の歯科衛生士の康子は、二人の事情をあまり考えておらず、協力してあげることもない。

二人の歯科衛生士の間には、なんとなく距離ができてしまった。

人数も増え、仕事も増え、院内はいい意味で活気が出てきたが、違う見方をすれば落ち着きのなさも見られるようになった。まだ仕事におけるそれぞれの境界線がはっきりと定まっておらず、院内のコミュニケーションがうまくいっていないことも原因のようだ。

外来診療だけをやっていた頃とは、院内の雰囲気がだいぶ変ってきた。

西田は、そういう現状を察してはいるものの、新事業に忙しく、スタッフ同士の交流を円滑にするようなアクションをとれないのがもどかしい。

以前、酒本医師から、歯科衛生士の働きが大きなウエイトを占めるといわれていたが、コミュニケーションの問題でつまづきそうだ。しかし、そういう雰囲気のある中で、新任の賀川が何かとリードをとってくれるのが、ありがたかった。

とくに幸江は、営業を勉強したいので、賀川に診療のことをよく質問したり、仕事の相談などをもちかけている。

受付で幸江が書類を書き終わったところへ、賀川が必要書類を取りにやってきた。ボールペンをくるくる回していた幸江が賀川に話しかけた。

「ねえ、賀川先生、私もヘルパーの資格を取ろうかと思っているの」

賀川は少し驚いて、

「へえ、突然ですね」

と聞き返す。

「最近決心して。将来はケアマネを目指したいから」

「おお。いいじゃないですか」

「なれるかしら」

ちょっと心細げな声である。

「幸江さんなら大丈夫ですよ。僕が保証します」

「今のうちに事業所とか、ケアマネさんの世界を見ておかないとね」

「ええ、営業がんばりましょう」

「この仕事をしながらだと、どういうふうに資格を取るのが一番だと思います?」

「それは藤本さんに聞くといいのではないですか?」

あっさりと賀川はかわした。

「ええ、まあそうね」

賀川はやさしい兄貴分を演じるように、いちいちうなずいている。

後日、西田は賀川から、このときのことを聞いた。

幸江にそんな目標ができたか。だから、営業もはじめたのか……。

西田は一番若い幸江が、訪問歯科診療をきっかけに、仕事に対して目標を持ち、大きく成長したのを頼もしく思った。

施設事業所にクレームが……命取りになりかねない

秋も深まり、木々が色づきはじめてきた頃――。

ケアマネの梶野から西田あてに電話があった。梶野からはすでに10人以上の紹介を受けている。

「梶野さん、いつもお世話になっています」

「こちらこそ、お世話になっています。早めにお知らせしようと思いまして……」

ちょっと言いづらそうな調子だった。

「どうしましたか」

「西田先生のところでお願いしたG町の山口さんなんだけど……。歯科治療がなかなか終わらないけど、どうなっているんだって、私のところに電話があったんです」

「えっ、私は何も聞いていませんが……」

「山口さんからは、歯科医師に直接いいにくかったのではないですか？」

「わかりました。梶野さんからお話をお聞きしたいので、そちらにおうかがいします」

電話では誤解があるといけないと思い西田は業務終了後に、梶野のいるさくら介護ステーションにかけつけることにした。外に出ると、ひんやりした秋風が身に染みた。

梶野が事務所の奥まったところにある机で、ひとりで待っていた。

「ご家族からの話では、治療がいつ終わるのかわからないっていうんですよ。長く治療すれば治療費がかさむでしょ。延ばされているんじゃないかって疑心暗鬼なっているみたいですよ」

「えっ、担当医は私ではありませんが、そんなことは絶対にしませんよ」

西田は意外なことを聞かされて、いささか動揺した。担当医は賀川だがそんなあくどいことは絶対にするはずがないと、信じている。

「もちろん、私も西田先生を信じていますよ。でも、治療現場を西田先生が直接見ているわけではないし、ご家族の方もどういう治療をしているのか、説明がなくて何もわからないとおっしゃっているんです」

「説明はしていると思いますが……」

「山口さんのご家庭は、娘さんお一人でお母さんの介護をされているので、何かと手がかかるのですよ」

梶野の話から、どうやら賀川が、きちんと治療経過をその場で家族に報告していないらしい。

翌朝、賀川にクレームの内容を話して確かめた。

「最初に検診した日に、今後の治療計画をきちんと話していますが……」

と賀川も意外そうな面持ちである。

「その後三回の訪問があるけど、そのたびごとにきちんと説明している?」

「簡単にはしています。実は、ご家族の方は耳が遠いんです」

「介護は娘さんがしていると聞いているけど……」

「娘さんといっても、もう70歳近い方です」

「患者さんは90歳をすぎているだろう。つまり、老々介護という状態だな」

「ええ、そうです」

「説明はわかってくれている？」

「時間がかかってしまうので、できるだけプリントを見せることにしています」

「ええ？　山口さんも納得してくれているの？」

「はい、いちおうは」

「いちおうなんてダメだよ。きちんと経過を説明して納得してもらわなくては」

と厳しく注意した。

「申し訳ありません。気をつけます」

と賀川が頭を下げた。

つまりこうである。初回、歯を検診したときに、今後の治療計画を話したが、その後は、山口さんの耳が遠くて、説明を聞かされるのを面倒がっていること、賀川のほうでは時間の制約があること、そのために簡単に治療内容を伝え、後は書面を渡すことですませてしまった。ところがその書面といえば、専門用語が並んでいる一般人にはわかりづらいものなのである。

「耳が遠いといっても、短時間で簡潔にわかってもらえる話し方があるはずだ。それを怠ったのはこちらだから、きちんとあやまりに行こう」

そこで賀川を連れて、山口宅に向かった。

こちらの不手際で不安をいだかせたことを詫び、今までの治療経過を説明して、これからはその場で説明することを約束した。山口家の介護者はたしかに耳が遠かったが、ゆっくりときちんと話せば、理解してくれる。直接来宅して説明しにきたことを、最初は驚いたようだが、こちらがミスを認めて詫びたことで納得し、今回の問題を許してくれた。

「ゆっくりと話せば、聞き取ってくれるじゃないか」

賀川に文句をいうと、

「ええ、僕があせっていたのかもしれないです」

反省を示すように、また頭を下げた。

医院に戻ってから、梶野に電話で結果を報告する。

「問題が大きくならなくてよかったです」

梶野も安心したようだ。

「ええ、今回のことは申し訳ありませんでした。私も監督者として気をつけます」

「要介護の家庭もいろいろありますから、大変かと思いますが……」

と理解を示してくれたが、

「利用者さんからクレームがくると、もうそちらに紹介できなくなってしまいますよ。そうすると、うちだけではなく、あそこはダメだって噂が広まってしまうかもしれません。介護事業者の世界は狭いですから、気をつけてくださいね」

バシッといわれてしまった。

梶野からは、これからも高齢者を紹介されるだろう。今回は事なきを得たが、一人のケアマネの信用を失うことは、多くの患者さんを失うことにつながる。そして、介護事業者の世界は狭いという言葉にひっかかった。小さなほころびが、大きな穴になることもあるのだ。小さなトラブルがきっかけで、この世界での信用を失いかねない。

そう考えると、西田は他の事業所でもクレームがきていないだろうかと、気になって仕方がない。ちょっとした不満でも伝言ゲームのように、大きくなって広まってしまうかもしれない。

矢も楯もたまらず、他の事業所やケアマネに連絡する。始めて間もない西田歯科医院の訪問歯科診療に関して、一度ヒアリングを行いたい、と電話で申し出た。

細かいところまで聞き出せるように、いくつか質問事項を書き出し、今後の治療のために役立てたいので、よろしくお願いしますと、最後に書き添えた。それをＦＡＸ、あるいはメールで送った。

二、三日で返事がきた。

すると、思ってもみなかったことに、これまで要介護者を紹介してくれているケアマネのところには、多くのクレームが寄せられていることがわかった。クレームというほどではなく、気がついた程度の小さいこともある。

たとえば、水道を勝手に使用する、訪問時間に遅れる……などなど。

そういえば、西田自身に思い当たるふしもあり、それはそれで理由があるのだが、患者さんの家族には通用しない。中には、車イスの誤操作や入れ歯が合わないといった、ヒヤッとさせるものも含まれていた。

クレームは面と向かっていいにくいのだろう。そしてケアマネに訴えるというのが、一般的になっているのかもしれない。これはまずいな……。

院内ミーティングでクレームの報告と対策を話し合う

賀川チームには、訪問歯科診療から戻った際には報告を義務づけている。これまでにも小さなミスや反省点は聞かされてきたが、おおむね良好、という彼らの言い分を信じている。院長チームも同様で、最初はケアレスミスをした苦い経験がある。いずれにしても大きな問題ではないだろうと高をくくっていた。が、今回のようなことを考えると、トラブルに発展しないとも限らない。

一度、スタッフミーティングで徹底的に話し合わなくてはいけない。

西田はクレームの数々を列記してプリントし、スタッフ全員に配っておいた。そして、この件で土曜日にミーティングをすることを伝えた。

その際には、

「これは犯人探しではないよ。クレームが出てきた背景を考え、今後そういうことが起きないようなシステムにチェンジしていきたいんだ。クレームはきっかけであり、チャンスなんだ」

と、今回のクレームに対して、西田は冷静に受け止めていて、誰かを批判するわけではないことも付け加えた。

このミーティングは、西田、賀川、藤本、由香の四人の話し合いだったが、幸江も今後のために参加した。

訪問歯科診療に向かってイケイケムードだったところにクレームがきて、どことなく意気消沈したムードが流れている。

西田はこう切り出した。

「この数ヵ月間の訪問歯科診療で感じた疑問点をぶつけあおう。そして、どのように改善していけばいいのか、を徹底的に話し合おう」

そして、きっかけとなった山口家でのトラブルを話して聞かせた。

「今後は家族への説明を簡潔に、そして粘り強く行うように改善した。でも、賀川先生が時間を惜しんで、というのもわからないではない。これからもそんな問題が出るかもしれない」

「私も少し責任を感じます」

と藤本が話し出した。

「私も衛生指導の説明書をその場でつくって渡しただけですから。ご家族がその書類を見ても理解できないというのはわかるわ」

藤本が続けた。

「それで、考えたのですが、ご家族に説明するために、患者さんにもわかりやすい説明書をつくったらいかがでしょう。それを現場で渡すようにするのです。今の指導計画書はわかりにくいでしょ。その説明書をケアマネさんに送ることもできますし」

賀川がどうやって作成するのかを聞くと、

「既成の文書がありますよ。それには、今日は何をしたのか、次までに気をつけてほしいこと、次回の予定などを書きとめるようにします。私がパソコンで案をつくりますから、先生方にチェックしていただきます」

「よろしく頼みます」

藤本の積極的な提案に西田も賛成した。

「もう一度、この件で確認しておこう。要介護者の家庭では、家族とのコミュニケーションが大切だってことだ。さっき話したケースでもわかるように、患者さん本人は大なり小なり認知症がはいっている方が多い。だから、ご家族に治療内容を理解してもらえるように、十分に気をつけないといけない」

西田はスタッフに再三、気をつけるよう注意する。

「これからも、これに似たケースは出てくると思う。僕のケースでこんなこともあった」

続けて話し出す。

「寝た切りの患者さんだった。最初のインタビューは本人と家族三人とで行い、その後にこれからの治療計画を決めようとしたんだが、本人も家族もそれぞれバラバラなことをいう。挙げ句のはてに、主治医まで呼び出すと言い出す始末だ」

「それでどうされたんですか？」

「話しているうちに、家族のキーマンとなる人がわかってきたから、その人の意見に沿うような形におさめたよ。でも、家族内でも見えない争いがあるってことも知っておく必要があるね」

患者さんにわかりやすい説明書と情報ファイルを渡す

さらに続けて、大きな問題ばかりだけではなく、小さいミスも明るみに出し、問題を共有することになった。そして一つひとつ解決策を考えていく。

まず、時間に遅れた問題が取り上げられた。

「ああ、それは私たちだ。10分遅れたことがある」

西田が小さく手をあげて、由香をみた。

「あのときは私の初めての訪問歯科診療でした。時間読みが甘かったんです」

由香も小声で答えた。

「車の場合は、正確な時間が読めないから、事前に、約束の時間には幅をもたせてください、といっておくしかないね。それと、遅れそうなら携帯から相手先に電話しよう」

西田がてきぱきとルールを決めた。

「でも約束の時間に行ったら、留守だったというケースもありましたよ」

藤本が思い出したらしい。

そして続けて、訪問ノートをつくって置いておく、あるいは大きなポストイットに、次回の予定を書いて貼っておく、という提案が出された。やはりヘルパー体験があることから、役立つアイデアが次々と飛び出してくる。

「さっきの藤本さんの提案した説明書と一緒にして、各家庭に情報提供ファイルをつくりましょう。それを見てくれれば、今、何をしているのか家族の方にも一目瞭然です」

賀川は以前、訪問介護のボランティアを体験したことがあり、その経験から家族が見やすいように、情報を一箇所にまとめることが大切だと強調した。

「たしかにそのとおり。情報提供ファイルはよい考えだ。さっそくこちらで用意して、各家庭においてもらおう」

西田も積極的に賛成する。

「水道を勝手に使うというのは、あのときだわ」

由香が声をあげた。

「院長。薬剤のビンを倒して床にぶちまけちゃって。おおあわてで掃除するのに、水道の水を勝手に使ってしまったことがあったわ」

西田がちょっとバツの悪そうな顔をした。

「あれはコードがひっかかったんだ」

「散らかっていましたものね。あのお宅」

由香がささやいた。

「念には念を入れて、注意して動かないといけないってことだね。あと、水道だけではなく電源も使わせてもらう許可を、はじめに取っておいたほうがいいな」

憮然とした西田は、その勢いで
「問題は、入れ歯が合わないってクレームだ。これはケアレスミスではすまされない」

「どうして直接、私たちにいってくれないのかしら」

由香が不満そうに首をかしげた。

「ヘルパーの体験からいうと、要介護のお年寄りが直接、お医者さんに文句をいうことはほとんどないわ。できない人もいるし。家族も気がつかないことがあるものなの」

由香も憮然とした表情だ。藤本のヘルパー体験からの意見や感想は説得力があるが、それが由香にはしゃくにさわるらしい。

「家族は何か気がついたら、ケアマネにいうという習慣の人も多いんじゃないかな。治療に何か不具合があれば、さっきの情報提供ファイルに書き込んでもらうようにお願いしよう。いずれにせよ、こうしたクレームは埋もれさせないで、きちんとわれわれの目に入らないといけない。それをどうしたらいいのか……」

しばし考え込んだ。

「訪問したお宅にアンケートハガキを配ってはいかがでしょうか。クレームでも感謝の言葉でも、なんでも自由にお書きください、これは院長室宛てにするんです」

藤本がまたアイデアを出してくれた。

「院長室直通のお手紙ってことか?」

西田はそのアイデアに感心した。

「ええ、そうです」

しばらく話し合った末、このアンケートハガキを各家庭だけでなく、事業所にも置くことに決めた。そうすれば、ケアマネにきたクレームも残らず、拾い集めることができる。

「おっと、もう一つあった」

スタッフがこれで終わりかな、と思い始めたころに西田がいった。

「何ですか」

「車イスの誤操作だ」

「あっ、それは私です。背がガクンと倒れてしまったんです」

由香が告白した。

「それは、リクライニング機能がついた車イスなのよ。操作を覚えるしかないです」

藤本があきれたようにいった。

「由香さん、介護講習では習わなかったの？」

「いいえ……」

「普通に使われている標準の車イスは、リクライニングではないのよね。もし、わからないなら、使う前に家族に聞くとかしないと」

珍しく藤本が由香に激しい調子でいった。

「まあまあ、個人攻撃はなしにしよう」

西田が制した。

「これは誰にでも起こりうる問題だからさ」

「でも、訪問歯科診療に行くなら、ある程度は車イスの操作は覚えておかないと……」

なおも藤本が強くいう。

「もっともです。僕たちは車イス操作には慣れていますが、由香さんと院長は大丈夫でしょうか。車イスにも種類があるのをご存じないようだし。どうもさっきからの話だと、由香さんはまだ訪問歯科診療に慣れていないようですね」

賀川が珍しく突っ込みを入れる。由香がなんだか険しい表情になった。

「われわれも歯科と直接関係なくても、もっと介護技術の勉強をしなくてはいけない」

西田は予想もしていなかった批判が出てきたことに驚き、多少気を悪くしたが、思い直してそれを素直に受け止めた。

結局、気がついたことがあっても、面と向かっていいにくいのは、どこでも同じなのだ。対外的なコミュニケーションのことに気をとられていたが、院内のコミュニケーションにも気をくばらなくてはいけないことを痛感した。

そこで、今回のミーティングのように、問題があると思ったときは、表に出して話し合おうと、スタッフ間で確認しあった。

クレームはたしかに重たい。いわれればストレスを感じる。

でも、今日はみんな素直に自分たちのミスを認めて、改善するための対応策を真剣に考えてくれた。少々反省もさせられた。〝禍転じて福となす〟——これをキッカケにさらに、訪問歯科診療をよい方向に向けなくては……。

院内の人間関係の悪化は早めに取り除く

翌日、藤本と賀川にクレーム対策にも関係することだからと前置きして、他の仲間とうまくやっているかと、さりげなく話しかけてみた。どうも由香が訪問診療専門チームと波長が合わないらしいので、今のうちにこじれたものを元通りにしようと考えたのだ。

藤本には率直に、ここでの勤務に不満がないかどうかを聞いた。

「由香さんのことですか」

藤本も察している。

「何かあったの」

「ええ、介護のことを聞かれもしないのに、いろいろと彼女に教えようとしたのがいけなかったみたいです。要介護者は、あらかじめ知らないといけないことがたくさんあります。それを聞いてほしかったのですが、先輩面しているって思われたみたいで……」

「由香さんは、人にあれこれいわれるのが嫌いだからなあ」

「それに、私が優先的に訪問歯科診療に行くから、それが気にいらないみたいです」

「それは仕方がない。藤本さんは悪くはないよ」

「ありがとうございます。私もそんなに気にしていませんから……」

賀川は、やはり由香とあまりうまくコミュニケーションをとれていない、と正直に話してくれた。

「まあ、何かあるとまず藤本さんに相談したり話をするもんですから、自然と由香さんは蚊帳の外って感じになるかもしれません。僕らは訪問歯科診療専門なので、仕方がないですね。向こうから、聞いてくることはありませんし……」

賀川は、西田とは訪問歯科診療について、日常的に知識や記述の情報交換をしているし、藤本はもちろんのこと、幸江ともよく話をしているのをみている。ということは、由香が賀川と距離をとっているのだと察せられる。

由香は、医院の仕事を長く任せているだけに、肩をもってやりたいが、どうも由香の分が悪い。勝ち気なところのある由香は、きっと自分より経験があって頼りにされている藤本にライバル意識があるのだろう。

話はそれで終わったが、藤本それに賀川の介護の知識を、もっと院内で活かせないものかどうか……。西田は、介護に関する技術やちょっとした注意点など、勉強する場を院内で開いてみてはどうか、とひらめいた。

介護技術のことでは、賀川にも指摘されたことだし、勉強会を彼に仕切ってもらおうと考えた。賀川に相談をすると、即座にＯＫという返事である。藤本さんと協力して、段取りを組むという話になった。

西田としても、院内のスタッフ同士のノイズを減らし、お互いに有益となる情報交換ができる関係づくりをしたかったのである。

もっと院内の風通しをよくしようと気をもむ西田は、このところ由香が訪問歯科診療に行く回数が減っているので、その日の新しい患者さんは、由香を指名して行く予定にしていた。そろそろ出かける準備を始めようかと腰を浮かせたところ、由香と藤本が事務室で何か口論をしているのが聞こえてきた。

「これからやります」

由香の激しい口調がビンビンと響いてきた。

「確かめてほしかったから、いっただけです」

由香の口調に驚いていても、藤本は冷静に対応しているらしい。

「わかっています。出かける前の忙しいときにいわないでください」

またしても由香のはねつけるような言葉に、西田もそのままにしておけず、事務室に入って二人を制した。

「おい、どうしたんだ。ケンカなんかやめてくれよ」

「すみません」

藤本は即座にあやまったが、固い表情のままだ。

「これから訪問歯科診療に行くんじゃないか。ケンカなんかしている場合じゃないだろう。どうしたんだ？」

「いえ、準備チェックをしていたら、藤本さんが薬剤ポーチの中身を点検してって注意するので……」

「注意したわけではないわ。昨日、薬剤ポーチを見たら不足分があったんだけど、そのままにしていたのを思い出したのよ。忘れた私が悪いと思ったから、だからチェックしてほしくていっただけ」

「まあ、藤本さんが忘れたのがいけないが、それを伝えるのは必要なことだ。由香さんも、何もそんなことで声を荒げることはないじゃないか」

「でも、時間がないのに、横からそんなことといわれたから、なんだか私が注意されたと思って、つい……」

藤本は黙って事務室を出ていってしまった
西田は由香にむかってあきれたように、

「落ち着きなさい。直情タイプなんだなあ。この前の車イスのことを気にしているのか」

「……そうですね。少し」

由香は悪びれた様子もない。西田はため息をついた。

バタバタと準備をすませ、訪問歯科診療の車に乗り込んだ。助手席で相変わらず、不機嫌そうな由香に向かって話しかけた。

「実は今度、院内で介護の勉強会をしようと思っているんだ」

「介護の勉強を院内でやるのですか？」

「そうだ。ミーティングではいろいろな問題は話し合っているが、この前指摘されたように、介護の具体的な技術や気をつけなくてはいけない点は、共有したことがないだろう。賀川君や藤本さんがいることだし、いっしょに問題を出しあって勉強しようと思ってね」

「介護講習会ではダメなんですか？」

「それは広範囲で一般的な技術。僕たちがとくに身につけなくてはいけないのは歯科治療やケアという分野での介護技術だ。そういう技術を積み重ねていけば、西田医院ならではのオリジナルなものが生まれると思うよ」

オリジナルなものを積み上げていきたい、というのは本当の気持ちだ。

西田はつとめて明るく由香に語りかけた。

「訪問歯科診療をやりたいっていったのは、君自身だろう。もしそうなら専門チームとうまくやっていかないと……」

「ええ、まあ……」

「君がそんなにつんけんしていると、院内全体の士気にもかかわってくるよ」

思わず西田は怒気をふくんだ言い方になった。それを打ち消すように付け加えた。

「僕は、コンビを組む歯科衛生士として、君が気分的には一番やりやすいよ。でも仕事となると、藤本さんがやっぱり場数を踏んでいるだけに、臨機応変に対応してくれるのは確かだ」

「……」

「この前のクレーム対策ミーティングでは、僕たちのチームはいいところがなかったもんなあ」

「くやしくないんですか？」

「僕たちにないのは、介護面の技術と経験だけだよ。後は大丈夫」

「そうですね」

「これからきちんと勉強しよう。まだ始まったばかりだ」

「わかりました～」

由香も少し考え直してくれたようだ。

院内で訪問歯科診療の勉強会を実施する

勉強会は、木曜日の午前中に開かれることになった。土日は藤本が家庭の都合で出てこられないからである。参加者は康子を除く全員だ。

先日の由香の態度が気になっていたので、今日も、つっかかっていかないかどうか心配だったが、医院に現れた由香からは、とげとげした雰囲気は感じられなかった。

藤本と賀川が二人で決めたという当日のテーマ。最初は、噛む力や飲み込む力が低下している摂食嚥下障害のお年寄りのための食事のアドバイスである。

直接、歯科治療とは関係ないが、診療した患者さんに食物残滓がひどく残っていたり、うまく噛み砕けていないと判断した場合は、口腔環境を清潔に保つためにも、食事を変えたほうがいいとのアドバイスも大切なのだ。

ヘルパーや家族がすでに理解していることも多いが、医院のスタッフも基本として知っておくべきだと考えたのである。

これは、ヘルパーの資格を持つ藤本が、実際の介護食をつくって持ってきてくれた。

その食事を例にとり、それぞれの利点を説明してくれた。

やわらかい食材を使う、小さくカットする、煮る、蒸す、茹でる、汁気を多くする、ミキサーにかける、ペースト状にする、とろみをつける、ゼラチンで固める……等々で、工夫調理された食事はどれも色とりどりで美味しそうだ。

西田や賀川は「大変だなあ」と感心したが、藤本は介護の中でも食事づくりは楽しんでできるし、場合によっては高齢者自身も加わってつくるので、そう大変でもないという。

そして、パンやカステラなどのスポンジ状のもの、イカやちくわなど弾力やベタつきがあるものは、なるべく避けたほうがよいけれども、調理法次第で介護食にできることも教えてくれた。

勉強のつもりで、実際に食べてみた。

幸江は、どれも美味しいがやっぱり物足りないという。

「そりゃあそうよ。これぐらいが一番いい、なんていっていたら、立派な高齢者よ」

藤本が笑っていった。

次は、車イスの操作と診療時の姿勢である。

賀川がわざわざ車イスを一日レンタルしてきた。

「以前、由香さんが背もたれを急に倒してしまったというクレームがありましたが、それはこのリクライニングタイプでしょう」

そして、目の前にある車イスのレバーを操作した。

「僕のボランティアの経験では、こういうリクライニングの車イスの背もたれを倒すときは、一人が背板の後ろについていることが多いですね。高齢者の場合は、念のためそれを心がけましょう」

「座って試してみましょうよ」

藤本がスタッフをうながした。

由香が車イスに座り、自分でレバーを操作して、ゆっくりと倒してみる。

「新幹線のリクライニングシートと同じだわ。でも普通の車イスはもっとシンプルなものでしょ。だから操作を間違っちゃったのよ」

由香が言い訳じみたことをいう。

「一般に出回っている車イスはこのタイプです。自分で動かせる自走式と介護式があります」

カタログを広げてその車イスを指差した。よく見かけるタイプだ。賀川は車イスにもたくさんの種類があることをざっと説明した。

「リクライニングタイプだと、歯の治療にはちょうどいい。でも、たいていはこの一般的な車イスだよね。治療のときは、背延長をつけさせてもらわないといけないのが不便だけど……」と西田が疑問を投げかけた。

「院長、車イス用の取り付けヘッドレストをひとつ用意しませんか？」

賀川がカタログに載っている写真を見せた。

「今日はそれも借りてくればよかったですね。これは必需品ですよ」

写真とその解説を見ると、頭を固定するにはこちらのほうがしっかりしている。

患者さんの治療内容にもよるが、一つは携行しているほうがいいと西田も即決した。

「その次は、診療するときの姿勢ですね」

「それもまず実践あるのみ」

藤本が車イスに座って、西田にちょっと治療の態勢をとってください、と頼む。

藤本が口を開けると、西田が車イスにかがんで、治療する姿勢をとってみた。

「院長、そういうふうに腰をかがめていると、腰を痛めると思いますよ」

賀川が指摘した。

「その恐れはあるなあ……」

西田も心配そうだ。

「リフトつきの車イスだといいのにね」

由香が茶々を入れた。

「カタログにありますよ。リフトつきの車イス。でも、そんなに都合よくいかないのはおわかりですね」

賀川がいたずらっぽくいうと、西田が由香を見て笑った。

「それに、私も顔を上に向けなくてはいけないのがちょっと大変、ヘッドレストをとりつけたとしても、お年寄りだと首に負担がかかりそうだわ」

藤本が上を向いたまま、感想を口にした。

「これだとどうですか?」

賀川が膝をついた。

「僕の場合は、大きくかがまなくてはいけないときは、思いきって、膝まずくんです。

膝で高さを調整するんですよ」

「うむ、いいかもしれない。それだと腰は痛めないし、患者さんも上を向かなくてすむし。覚えておこう」

「願わくは、リクライニング機能とリフト付きの車イスですね」

幸江がいうと、皆が笑った。

勉強会で院内の人間関係が良好な方向へ

ひととおりの勉強会が終わると、順番で車イスに座って、先ほどの介護食を食べてみた。

「疑似体験は大切だわ」

幸江が高齢者を真似て、なるべく口を開けないで食べていると、藤本が、

「以前、あるケアマネさんが、歯の治療で麻酔をうったので、半日、口半分が動かなくなったことがあったの。そのときに、介護食を食べて、どれが食べやすいか、どういう食べ方がいいか、いちいちチェックしていたわ。どうですか、うちでもその疑似体験をやってみたら」

「すごい、でも必要かもしれない」

と賀川がいう。

「私、やってみようかなあ」

由香がいうと、皆にはやしたてられた。

「疑似体験といえば、次の勉強会では寝た切りの体験をしてみよう」

西田が提案した。

さて、そろそろ時間がきた。西田がその場をまとめる。

「今日の勉強会お疲れ様でした。気づかなかったことも問題ですが、気がついても共有してこなかったことが、もっと問題だと思います」

スタッフもうなずく。

「これからも院内の勉強会を開きましょう。訪問歯科診療に関することで、あれっと思うことがあったら、何でも私に話してください。よろしく」

勉強会は、最後は和気あいあいの雰囲気になった。由香もとくにとげとげしたところもなく、この勉強会を楽しんでいる様子がうかがわれた。

＜コラム④＞

患者（利用者）満足度の向上は、訪問歯科診療でも必須！

訪問先では、院長先生が訪問していない場合、何が行われているのかは見えません。また、訪問先の患者さんやご家族さんにしても、わざわざ来てもらっているという意識があるため、面と向かって苦情をいうことが難しく、文中にも書いたようにケアマネさんに間接的に苦情を伝えるケースが多いようです。

そんな時に、他の歯科医院からの訪問歯科診療の挨拶回りがあったとしたら……、答えはわかりますよね。

患者さん以外にも、ご家族さん、ケアマネさん、ヘルパーさんなど、関係するすべての方に対して、「○○歯科の訪問歯科診療は素晴らしい」と思っていただけるように、努力していかなければなりません。

ここでは、患者満足度向上策として、いくつかご紹介いたしますので、ぜひ参考にしてください。

＜治療内容連絡ノート＞

患者さんの中には、耳が遠かったり、認知症の方もいらっしゃいますので、患者さんご本人に説明したつもりでも十分に伝わらなかったり、間違えて情報が伝わったりして、それがご家族さん経由で誤解を生んでしまう可能性があります。

そこで、連絡ノートに、①本日行った治療、②次回の治療予定、③次回までに気をつけていただきたいことなどをまとめて、その日の治療終了後に記入しておき、ご家族さんに必ず見ていただくようにすると、誤解を生まずにすみます。ノートはＡ４の市販ノートでも十分です。

＜院長室直通の苦情ハガキ・ＦＡＸ用紙＞

「院長室直通のおハガキ」と称して、患者さんのご自宅に常に設置しておくことで、訪問ドクターやスタッフに言いづらいことも、そのハガキに記入してもらうことで、医院として対応することができます。

また、ケアマネさんの事業所にも設置することで、実際は使用されることは少ないですが、私たちの治療姿勢として「患者さんの声を真摯に聞き改善する」というメッセージを伝えることができます。

文言としては、

「患者様やご家族の喜びの声を聞くことほど、私たちの仕事に情熱とやりがいを与えてくれるものはありません。また、同様にご要望やご不満の声ほど、私たちが反省し、改善しようという気持ちにさせるものはありません。良いこと・悪いこと、どんなことでも結構です。ぜひ、あなた様の生の声を聞かせてください」

とし、後は自由記述にしておきます。今までのところ、当協会の歯科医院に届くほとんどのハガキは、お喜びの声を書いてくださっており、またその内容をスタッフのモチベーションアップや医院通信などに活かしています。

第5章

訪問歯科診療が完全に軌道に乗り、そして……

老人ホームのケアマネから介護スタッフ相手の勉強会の依頼が……

思いもかけなかったクレームの数々は、西田歯科医院の院内体制を見直すキッカケを与えてくれた。

対外的には、訪問先である事業所・ケアマネとの関係をいっそう細やかにできるように、新しい工夫が生まれた。

具体的には、情報提供ファイルの設置や院長直通のお手紙などだ。この院長直通のお手紙を配ることによって、クレームは院長のもとに直接届くようになった。

訪問歯科診療をしている歯科医院は多いが、院長の目が行き届くような細やかな対応までしているのは珍しい。

また、勉強会を開いたことで、問題を共有することができたし、そのせいでスタッフ一人ひとりが細心の注意を心がけるようになった。

少しずつだが、着実に西田歯科医院の評判は広まっていった。

年があけたある日。

隣町にあるコトブキ特別養護老人ホームのケアマネから、医院に電話があった。幸江が電話を受け取ると、先方のケアマネは清田と名乗った。

「うちの施設で、ぜひスタッフ向けに口腔ケアについての勉強会を開いていただけないか、と思いまして……」

ある事業所から西田歯科医院が積極的に訪問歯科診療を行っていることを知り、電話してきたそうだ。

西田は電話を取り、施設からの依頼と聞いてアンテナがピンと張った。

「それはうれしいお申し出です。今現在はどのような口腔ケアをされているのですか？」

まずは事情を聞くことにした。

その施設では、提携している歯科医はいることはいるが、入所者が歯の痛みを訴えたり、入れ歯の具合が悪かったりしたときだけ来てもらっているとのこと。

普段の口腔ケアは、施設の介護スタッフが行うことになっているが、人手も十分ではなく、身体介護に時間がとられるため、口腔まで手が回らないことが多い。

「どこの施設でも同じようなものでしょう。摂食嚥下障害をなんとかしたいのです」

「一度お話をうかがいにまいりましょう」

途中で昼食をしがてら、コトブキ養護老人ホームまで車で向かうことになった。地図で確かめると20分ぐらいの場所だ。養護老人ホームは、眼下に町を一望できる山の中腹にあった。建物の背後はうっそうとした木々が生い茂る。車を降りると、森の香りが一面を覆っている。久しぶりの山の空気が心地よい。

ケアマネの清田とスタッフルームで、早速、打ち合わせに入った。

「摂食嚥下障害を改善したいと電話で申し上げましたが、それ以外の問題も多いんです」

「といいますと……」

「口を開けられないお年寄りが多いんです。それに、うがいができない方もいますね。時々、口の中を切ってしまう方もいます。入れ歯を入れっぱなしで不潔になっているという問題もあります。その結果、食事をしたがらなくなっています」

在宅要介護の高齢者とはまた別の問題があるな、と西田は思った。

「ここは、介護度が高いお年寄りと認知症のお年寄りばかりなので……、口のケア以外の介護に時間がかかってしまうんです」

清田は、ため息をつく。

「ですから、介護スタッフでも短時間でできる口腔ケアのコツを教えてください。難しいことかもしれませんが……」

「現在、介護スタッフが行っている口腔ケアは？」

清田が介護スタッフを一人呼んだ。そのスタッフによると、

「時々ですが、口を大きく開けられる方には、歯ブラシでブラッシングもします。そう

でない方にはガーゼを指に巻いて、口の中をきれいに拭いてあげています」

「デンタルフロスみたいな道具はお使いにならないんですか？」

「ええ、それはご自分でされるか、ご家族がヘルプするかのときです」

「わかりました」

ヘルパーへの質問が終わると、清田が勉強会の日取りと二時間という枠組みを決める。

「スタッフは20人くらいです。場所は食堂がいいでしょう」

「西田さんの医院はユニークだという噂があるので、勉強会もどんな内容になるのか、とても楽しみにしています」

清田から期待されているのを感じた。

西田は少し緊張感をもって、気を引き締めた。

スタッフたちと勉強会に向けてミーティングを

土曜日の午後、さっそくスタッフたちとミーティングを開いた。

「特別養護老人ホームの介護スタッフに向けての勉強会だ。人数は20人ほど」

「口腔ケアの実習ですね。力が入る〜」

由香がうれしそうに叫んだ。

「でも、特別養護老人ホームの入所者は介護度の高い人ばかりだ。在宅とは勝手が違う」

「そうですよ。勉強しましょう」

藤本が呼びかけた。

「高齢者を守ることが目的だけれども、介護スタッフの負担がますます重くなっては仕方がない。彼らに負担の少ない口腔ケアのやり方を、われわれも考えてあげよう」

西田も襟を正したように言い添えた。

「基本的なコンセプトはそういうこと。それでだ、当日の勉強会は、僕と介護経験者の藤本さんが中心になって行う。異存はないね？」

とくに反対の意見は出ない。藤本に主役を奪われた由香が、いささかむくれているだけだ。

西田は、施設ですすめていきたい口腔ケアのポイントを並べあげ、それぞれ誰が中心になって、進行させていくのかを決めていく。

まず、要介護高齢者に必要な基本的な口腔ケア、入れ歯のケアについては、藤本が歯科衛生士として普段の訪問歯科診療で行っているケアの中から、専門家ではない介護スタッフにもできるものを選び、お互いをモデルにして実習をしながらノウハウを学んでもらう、という形式にした。

そして、介護用の歯ブラシや、その他の専門グッズと使い方も紹介することにした。

それから、具体的なケアではないが、口腔機能が衰えている高齢者への対応も取り上げることにした。施設のような多人数を相手にするケースで、同時に行うよい方法を模索するべきだと考えたからだ。

すると、賀川がボランティアで経験があるらしく、自分が説明すると名乗り出た。

「口腔機能向上のための筋肉リハビリトレーニングです。難しいものではないので、すぐ覚えられます。ほらこんなふうに……」

賀川が頬を膨らませたり、ひっこめたりした。

「これだけでもいいんですよ。舌、口唇、頬、音を出す訓練の四種類があります。人にやってあげるのもあります。これは僕がひととおりやってみせます」

スタッフがマネしている。認知症のお年寄りの口腔ケアについては、スタッフの間でも議論になった。これは実際の口腔ケアそのものより、ケアを始めるときの対応がまず問題になるからだ。口を開けてくれない、口のすすぎ方を忘れてしまったなどである。

西田歯科医院では、認知症のお年寄りにはケースバイケースで対応してきた。今のところ、きちんと指導できるようなノウハウは蓄積されていない。しかし、ケアマネからもいわれたように、特別養護老人ホームは認知症のお年寄りが多いし、その対応を知りたがっているのも事実だ。

ひとしきり議論した後、まずいくつかの共通事項をまとめてみた。

ケアに入る前には、必ず時間的なゆとりを持ち、急に口腔内に手を入れたりしない、用具を使うときには、そのお年寄りの手指や腕に、ブラシなどの毛先を当てて感触をわかってもらうなど、お年寄りの方に恐怖感を持たせないようにすることが大切だ、と確認しあった。

それ以外は、今まで自分たちが経験してきたケースを紹介しようということになった。

「結局は、気負わず普段の自分たちを見せるのが正解だろう」

西田は家庭でも施設でも、一般の人が要介護者に行う口腔ケアは、医療というより生活援助の範囲に入ること、そういう視点から語ろう、と考えた。

それにしても、スタッフ全員が初めての勉強会に意欲を見せてくれたことがうれしかった。日曜開催のため、当初は参加しないといっていた幸江も、不参加確実な康子も熱心に聞いてくれた。

勉強会の進行予定はプリントし、それを施設の介護スタッフに配ることにした。今後の資料にもなる。それを、パソコンで幸江がつくり、早々に持ってきてくれた。

「院長、できました。なんだか楽しみですね」

「おっ、ありがとう。日曜日だけど参加してくれるの?」

「ええ、もちろん勉強になりますから。遊びより仕事優先ですよ」

ときっぱりといってプリントを置いた。

「院長先生のお話、きちんと原稿を書いておいたほうがよくありませんか？」

生意気なことというようになったなあ、と思ったが、幸江の仕事への取り組みが日々熱心度を増しているので、楽しみでもある。自分もそうだが、人の役に立っているという手応えはうれしい。訪問歯科診療の場合は、それが如実に伝わる。

勉強会の予行演習をすることになった。昼休みの30分の時間を当てて、発表していく。それをみんなが見て、いろいろと批評するという具合である。

試験ではないので、なごやかなムードで、いいたいことをいい合って、楽しい時間となった。発表という場を与えられて、自分の知識や技術を一度見直して磨きをかけるいいチャンスとなったのである。

また、飛び入りとして、技工士の村田が義歯の磨き方を披露してくれた。

勉強会には直接関係なかったが、義歯の製作過程が見られて、みんなも拍手喝采である。

賀川は、摂食嚥下障害のためのリハビリトレーニングを部位ごとに解説する。

そして、西田に相談をもちかけてきた。

「院長、このリハビリトレーニングに関連するのですが、僕はもっと摂食機能療法を勉強しようと思っているんですよ」

「嚥下障害を勉強するのか。でも療法となると、歯科の範囲は決められているよね」

「たしかにそうですが、やり方によっては、これからますます重要になっていくと思っています。すでに訪問歯科診療をしている歯科医の中には、摂食機能療法を始めている方もいますよ」

「たしかに嚥下訓練は、できる範囲で指導したほうがいいかもしれないな」

若い賀川は最新の動向をよくつかんでいる。

西田は賀川をバックアップしていこうと決意した。

勉強会は大成功。介護スタッフとも緊密に！

勉強会の当日。準備も怠らなかったので、問題はないだろうと思ってはいたものの、やはり初めてのことに、参加スタッフ全員いささか緊張した面持ちであった。幸江は、集まってきた介護スタッフの後ろから見学することになった。

食堂には20人以上の介護スタッフが集まっている。

車イスのお年寄りが何人か、何だろうという顔で、遠くから眺めている。ぼーっと見ているだけのお年寄りもいる。

清田が西田歯科医院のスタッフを紹介した。そして、

「オープンな勉強会にしたいので、みなさん、どんどん質問してください」

という言葉でスタート。

「施設では身体介護に忙しくて、なかなか口腔ケアにまで手が回らないと聞いています。ぜひ今日は、皆さんでもできる口腔ケアのコツを覚えてください」

西田の言葉に、施設のスタッフから待ち構えていたような熱気が伝わってくる。

最初は、西田が訪問歯科診療を始めたいきさつを話し出す。

母の話、施設での嚥下障害のこと、高齢者のおかれた現状に胸を痛めたこと、介護スタッフたちは静かに話を聞いてくれた。

そして、勉強会のテーマである要介護者に対しての口腔ケアの方法にすすむ。

解説をしているとき、若い女性が手をあげて質問した。

「ブラッシングは、どの程度の強さがいいのでしょうか？」

「歯がしっかりしている人と、そうでない人とでは違ってきます。後で実習しましょう」

藤本が答えた。

この質問がきっかけで、質問がどんどん出始めた。

「歯磨き剤を必ず使ったほうがいいのですか？」

「研磨剤が入っているのであまり使わないか、使うとしても少量にしてくださいね。ぶくぶくとうがいができない人には使わないでください。間違って飲んでしまう危険性がありますから」

藤本がてきぱきと質問に答える。

介護スタッフは、現場で苦労しているだけに、ポンポン飛び出す質問も幅が広い。

紹介したグッズは、歯間ブラシやデンタルフロスなどの一般的なものから、舌ブラシや口腔粘膜ケアブラシ、スポンジブラシなど、症状別の用具までそろえた。知ってはいたが使ったことがないという声が多く、これを機会に使用を検討したいと前向きに考えてくれた。

「入れ歯が合わない、と訴える利用者さんが多いのですが。手入れをすればよくなりますか?」

「入れ歯が合わない方に対しては、日頃のお手入れではなく、やはり歯科医による修理や調整が必要になってきます。その上でのお手入れや口腔ケアと考えていただければと思います。また、その口腔ケアでも、スタッフの方が行う場合と歯科衛生士が行う場合とでは、レベルが違います。今日、ここでお見せしているのは、私たちが日常的に行っている基本的なもので、皆さんもできるかと思います」

藤本が解説し、西田が付け加える。

「もし、みなさんが手に負えないなと感じたら、ぜひ、専門家を呼んでください。それを判断するのも大切なことですよ」

介護スタッフ全員がうなずいた。

賀川の行った嚥下訓練のためのリハビリトレーニングは、大きな声を出すことなので、その場が盛り上がる。

「こうやって口を動かすと、私たちも目がさめていいわよ」

後ろのほうで、幸江が若い男性スタッフとおしゃべりしながら実演している。舌と唇のための構音訓練は、全員でパパパパ、タタタタなどと声を出す。

すると、そばで見ていたお年寄りも、一緒になって、ララララなどと声を出すので、会場に笑いがまき起こった。

おおむね、和気あいあいという雰囲気で、施設と歯科医院のスタッフ同士で交流が生まれたようだった。途中、休憩を入れた二時間は、アッという間にすぎてしまった。

勉強会の成功が院内スタッフのチームワークをも強化

最後は、今回の勉強会の感想を聞かせてほしい、とアンケート用紙を配っておく。介護スタッフから「また来てください」という声も出た。

「有意義な勉強会でした。みなさん、手際がいいです。またお願いしようと思っていますので、これからもよろしくお願いします」

清田にも喜んでもらえた。西田歯科医院としても、全員ホッと胸をなでおろしながらも、「来てよかったあ」と満足そうであった。

「今日はお疲れさま」

と医院に到着し、それから解散した。最後に由香が西田に挨拶した。

「院長、構音訓練、楽しかったです」

「そうだな」

「私、リハビリに音楽を取り入れたらいいと思っています」

「音楽は由香さんの十八番だものなあ。で、どういうことをやるの」

「えへへ、これから勉強するんですけど。でも、目標ができて、ちょっとうれしいです。それから……」

「何?」

「藤本さん、やっぱり介護のことをよくご存知です。これからいろいろと聞こうと思っています」

そういって帰って行った。由香がやっと素直になってくれた。プライドにこだわって殻に閉じこもっていた自分を認め、反省している。

「ああ、よかった」と西田もホッとした。仕事に目標ができたこと、それに向かうことで、つまらない意地やプライドを超えていくことができたんだ。

由香だけに限らず、訪問歯科診療を始めてから、スタッフたちが自分の目標を見つけだしていく。それが西田はとても心強かったし、自分が始めた新事業をみんなが肯定していることを実感した。

早速、勉強会の成果として、口腔ケアの依頼がきた

勉強会は成功に終わった、といってよい。

なぜなら、その一週間後にコトブキ特別養護老人ホームから連絡が入り、口腔ケアを中心とした訪問歯科診療をお願いしたい、という依頼がきたのだ。

清田の話によると、口腔ケアの大切さがわかったので、利用者や家族に呼びかけると、何人か希望者が集まった。けれども、提携先の歯科医は口腔ケアのためには来られないというので、西田に電話をしてきたという。

「院長、やりましたね。口腔ケアの重要性をわかってもらえてうれしいです」

スタッフ一同喜んでいる。

「小さな一歩だけど、前にすすんだぞ」

西田もいっしょに喜んだ。

「院長、施設を回りましょう。絶対にニーズがあるはずです。実績ができたことで話がしやすくなると思います」

幸江の言葉に促されて、西田もその気になる。

「うむ、介護関係者とネットワークができあがってきたことでもあるし、そうしよう」
「顔見知りのケアマネさんから、施設を紹介してもらうのも手ですよ」
賀川から促される。

「T市健康デー」で高齢者の口腔ケアの講師の話が

西田は、施設の訪問歯科診療の情報収集のために再度、庭本に挨拶にいくことにした。約束の時間に市街地にある地域包括センターまでいくと、玄関口に桜の木があることに気づいた。寒さに耐えて体内に蓄えていたエネルギーが開花するのは春だ。今年もそうあってほしいと、ふと桜に目をやった西田は願った。

庭本に、用件をざっと話し、先日の勉強会のことも報告した。施設での口腔ケアをすすめなくてはいけない、と気持ちが動かされたことを打ち明けた。

すると、庭本から思いがけない話を聞かされたのである。

「実は、地域包括センターと市の共同開催で「T市健康デー」というイベントがあるんです」

健康に関するあらゆるテーマ・情報・知識から、スポーツ・食べ物などのイベントで、出店や催し物もある。その中には、介護高齢者の現状と介護知識、事業所の活動を知ってもらうためのコーナーがあるという。

「よかったら、西田先生、口腔ケアのお話をそのイベントでなさいませんか？　ボランティアになってしまいますけど」

またとない申し出であった。

「先日の勉強会で行った内容でいいのですか？」

「ええ、もちろんです。それから、西田先生が感じられた問題点を提起してほしいのです」

「認知症患者への対応などですね」

「ええ、そうです」

「あの勉強会の後、うちのスタッフも勉強を重ねているし、今度はこんなふうにやろう、と話し合っています」

「それならなおさらです。成果を見せてください」

話が成立すると、西田は期待に胸がワクワクした。

そのイベントでは、セレソンズの選手と少年サッカークラブ選抜選手との混成チームが、隣市の同じくプロ選手との混成チームと試合をするという。スポーツによる青少年育成というのが目的だそうだが、この試合に孝樹が出ることを、庭本に聞かされた。

「えっ、知りませんでした」

「だって孝樹君はすごい活躍ですよ。うちの坊主がくやしがっていましたよ」

「孝樹がどうかしましたか？」

「この間の練習試合でハットトリック達成ですって。知りませんでした？」

「何も聞いていませんが……。でも、練習試合だから大したことないですよ」

「そんなことありませんよ。孝樹くんはチームの中でストライカーとして期待されているそうですよ」

場所は健康デーの会場となる市民プラザに隣接する競技場だ。せっかくだからいっしょに試合も観戦しましょう、と庭本に誘われた。

西田はうれしかったが、孝樹のやつ、勉強しないでサッカーに夢中になっているのか、と複雑な気持ちもまじっていた。

口腔ケアの依頼がどんどん増えてきた

休診日である木曜日は、西田が母の見舞いにいくことが恒例になっていた。お天気がよいので、少し早めに車ででかけ、途中買い物をして、いつもどおりお昼過ぎにピュアハート・シルバーケアに到着した。

母は食堂でテレビを見ていた。西田を見るとにっこりと笑い、「お願い」という。このところリハビリの効果もあって、身体の麻痺、言語障害がかなり良くなってきた。口を半開きにして指をさす。ブラッシングをしてもらいたいのだ。

「よし、念入りにやってあげるよ」

と、母の車イスを押して個室に戻り、歯のブラッシングを始める。

終わると、母は「孝樹のほうがうまい」という。今日は顔つきも明るいし、言葉もはっきりしている。西田は母の回復ぶりをじかに感じて、うれしくなった。

介護スタッフの永井が様子を見にきたついでに、廊下に出て話を聞くことにした。

「リハビリには熱心に取り組まれているので、効果がだいぶ現れているようですよ」

毎回、同じような話を聞くが、今日はそれを実感できた。

「認知症はどうですか？」

「もともと西田さんの認知症は、時々のことだったんですが、それも頻度が少なくなってきましたね。これからもリハビリをきちんと続けられたら、かなり回復されるかもしれませんね」

「そうですか。うれしいなあ」

西田はご機嫌だった。室内に戻り、ここに来る前に雑貨店に立ち寄って買ったアロマオイルを母に渡した。

「なあにこれ？」

「アロマオイルだよ」

「それぐらい知っているわ」

「ラベンダーだそうだ。母さん一昨年プロバンスに行っただろう。その産地のラベンダー。気に入るかなあって思ってさ」

西田がボトルのキャップをはずすと、春らしいふくよかな香りがパアッと広がった。そばにおいてあったタオルに一滴ほどたらして、母の鼻に少し近づけた。

「最近、うちの医院でも、香りに気をつけるようになったんだよ。いい香りは、リラックスできて、気分転換にもなるよね。それにこのラベンダーは夜にかぐとよく眠れるらしい。ためしてもらおうと思って」

「ふふふ、ありがとう」

と、母の顔がなごやかになった。この香りを気に入ってくれたらしい。

西田の心は、母が順調に回復していることがわかって、温かくなってきた。その上に、さわやかなラベンダーの香りが春の陽ざしによく溶け合って、ちょっとした幸せな気分に満たされた。

帰り際、ケアマネの坂東から呼び止められた。

「ここの施設への訪問歯科診療をしていただけないかと思って」

突然の話に、西田は飛び上がって喜んだ。

「実は、西田さんのお母さんが口腔ケアをされているのを知って、他の利用者さんのご家族から、ご要望があったのです」

「私の医院でいいのですか？」

「うちで契約している歯科医は、口腔ケアではここまで来てくれないものですから、西田さんにお願いできないかな、と思って聞いてみたのです。ただ、治療の範囲は、口腔ケアを中心にすすめていただきたいんですけど、それでもかまいませんか？」

「ええ、もちろん私たちにできることであれば、喜んでお引き受けします」

「変則的なお願いになってしまって申し訳ありませんが、お願いします」

坂東は軽く頭を下げ、「ああ、よかった」と胸をなでおろした。

「以前にいらっしゃったときに、私、あまりお話を聞かなかったものだから、ひょっとして断られたらどうしようって思っていたんです」

「そんなことはしませんよ。口腔ケアを一人でも多くの高齢者にすることが、私たちの使命なんですから」

「頼もしいです。このところ介護の世界でも、口腔ケアを重視する声が大きくなってきましたから。誤嚥性肺炎の問題はもちろんですけど、口の中をケアすることが、どれほど高齢者の健康に役立つかってことが研究されているんですよ」

「本当にそのとおりです」

「それに、口の中がきれいだと食事も美味しいし、よく口を動かすでしょ。認知症にも効果があることが、わかってきたんです」

「それって、うちのお袋が証明してくれたってことでしょうか」

半ば冗談めかしていってみた。

「さあ、それははっきりとはいえませんけど、関係はあると思いますよ」

西田は本当にうれしかった。

「西田さんのお母様、息子さんやお孫さんが歯をきれいにしてくれるって、こっそりと自慢していたらしいのですよ」

「えー、本当ですか」

「それを聞いた利用者ご本人が希望されたんですよ」

「いやだなあ、スタッフの方にご迷惑をおかけしませんでしたか?」

「大丈夫、大丈夫。とにかく、これからの口腔ケア、何とぞよろしくお願いします。実をいうと利用者さんの希望があれば、歯の治療も可能になりますから……」

坂東は笑顔で、もう一度頭を下げた。

そうか、口腔ケアの評判が高まれば、一般治療もくるかもしれない。利用者の希望があれば、というわけか。とにかく、訪問歯科診療を始めるきっかけとなった、母のいる施設から依頼がきたことは心からうれしかった。

医院に戻って、このことを報告すると、スタッフは事情を知っているだけに、この施設から依頼がきたことに、全員から拍手が上がった。

「リハビリ施設ですから、介護度が高い人ばかりではありませんよね。ここで実績を積めば、患者さんご本人が希望されて、訪問歯科診療を依頼してくると思いますよ」

営業活動が広がる、と幸江が喜んでいる。

「今度の患者さんも、自分から希望したっていっていたよ。これが、きっかけで施設での訪問歯科診療がますます増えるといいな」

「前例があると強いですよ」

「幸江さん、営業しっかり頼むぞ」

「お任せください」

幸江の声に力がこもる。

翌日、さっそくこのことを母に伝えに行った。すると先客として父がきており、母と話をしていた。

「やあ、父さん。見舞いにきていたんだ」

「お父さん、歩いてきたって」

母がおおげさにいう。たしかに駐車場には父の車は見かけなかった。

「家から歩いてきたんだ」

「へえ。父さん変わったなあ」

しみじみと西田は答えた。

「なんだ良治、見舞いにきたのか?」

父が聞き返す。

「これから、この施設に口腔ケアの訪問歯科診療にくることに決まってね。それを伝えたくてきたんだ」

「今までもやっていたんじゃないのか?」

父親の小うるさい性格はやっぱり変わっていない。

「それは母さんだけ、プライベートにやっていたんだよ。これからは他のお年寄りにも仕事としてできるようになったんだ」

「うれしいわ〜」

母が笑顔になる。父も「そりゃあ願ったりだな」といっしょに喜んでくれた。

健康デーの講演「家庭でもできる高齢者の口腔ケア」が大好評!

3月の連休に行われた『T市健康デー』は、快晴が続き、たくさんの人でにぎわった。

西田は、朝早くから講演会の準備に余念がない。

この日の講演は「家庭でもできる高齢者の口腔ケア」というタイトルである。

高齢者の誤嚥性肺炎を防ぐ対策が、施設でも家庭でもおろそかにされていると日々感じていた、庭本の希望が反映されたタイトルだ。

庭本は、日頃から西田が歯科の訪問診療に対して、庭本と同じ気持ちをもって積極的に活動しているのを理解して、今回の健康デーでその内容を披露してもらうことを急きょ決めたのだった。

西田としては、話をもらってから準備期間もないことでもあり、前回の特別養護老人ホームで行った勉強会とほぼ同じ内容構成となった。時間は一時間半なので、少し内容を要約した。

講演の主な対象は、在宅介護の高齢者をかかえる家族、施設や訪問介護のヘルパーを想定していた。ただ庭本が一生懸命に、医療・介護の専門家に声をかけており、そういった人たちが参加することも考えて、西田なりの歯科の訪問診療のあり方や問題点も最後に付け加える予定であった。

講演は午前10時半に始まる予定である。場所は市民プラザのセミナールームで50人くらい収容可能である。必要な用具類は、車イスを含めてスタッフがすでに運び込んでいた。

10時ごろに会場につくと、10人くらいがもう室内に着席していた。

「西田さん、ではよろしくね」と、庭本は激励しながら自分の席へ移動した。

スタートの10時半になると、セミナールームの席はほぼいっぱいになった。

マイクを片手に、前回と同じように、訪問歯科診療を始めた動機から話し出した。

そして、高齢者の口腔ケアが、家庭でも施設でもなおざりにされている現状を少しでも変えていくことが、訪問歯科診療の目的であることを訴えた。

主な介護者である家族やヘルパー向けに、一般的な要介護高齢者への口腔ケアから、前回好評であった口腔リハビリという具体策へと進行する。

今回は大人数なので、実習を一人ひとりに見せることは無理だと判断し、事前にケアの方法をビデオで撮っておき、プロジェクターで大きく映し出す。

ここまでが、前回の勉強会をコンパクトにまとめた内容であった。

最後の30分は、歯科医として西田が感じてきた訪問歯科診療と口腔ケアのさまざまな問題を扱った。たとえば、訪問歯科診療を展開するためには、地域医療の一環として機能しなくてはいけないこと、高齢者に口腔ケアをすすめるために、家族の理解が得られなくてはいけないこと……などなど。

すると、専門家とおぼしき傍聴者からの質問が相次ぎ、活発な意見交換がなされた。

取り組んでいる課題に、答えが見つかったというわけではないが、同じ問題を共有していることがわかったのは、西田としてもうれしかった。

講演が終了してからも、西田個人に質問や相談がもちかけられる。それが片付いたのは、午後一時近くであった。スタッフに後片付けを任せて、西田は近くで控えていた庭本に挨拶した。

「今日は盛況でしたね」

庭本も満足そうであった。

「はいおかげさまで。いやあ、口腔ケアの問題に取り組んでいる人たちがこんなにいるのを知って、仲間ができたようでうれしいですよ」

「それはよかったわ。実は先ほど、介護や医療関係者の方々から、口腔ケアを推進するためのネットワークをつくろうという話が出たんですよ」

「それはまた話が早いですね」

「ええ、今、絶対に必要なんです。あまり取沙汰されていませんが、災害被災地の高齢者が誤嚥性肺炎で亡くなるケースが多いのです。やはり口腔ケアが行き届かないことも大きな原因ではないかと、関係者の間では話し合われているんですよ。みなさん、とても危機感をいだいているんです」

庭本の表情が曇った。

「その話は聞いていています」

「西田先生、ご協力いただけますか？」

「もちろんですよ。よろこんで」

庭本がうれしそうに微笑みながら、時計を見た。

サッカーの試合が始まるのが二時。

西田も庭本も昼食をすませて、試合を観戦する予定にしていた。

「もうこんな時間。今日のサッカーの試合は悦子さんもくるの？」

「ええ、グラウンドについたら携帯で連絡をとります。その前にお昼をどこかで食べないと……」

「そうしたら出店で、お弁当を買ってグラウンドで食べましょうか」

「そうしましょう」

二人はお弁当と飲み物を買って、グラウンドの方向に歩いて行った。

「それにしても、健康デーにサッカーの試合をするなんて、なんだかテーマが広範囲ですね」

「そうかしら……。地域の連携を深めたい、という希望があるんですよ。なんといっても、サッカーのチームは地元の顔という面が強いでしょ。いずれ、選手たちに健康管理や身体づくりに音頭をとってもらって、地元の青少年たちの育成に貢献してもらおうと考えています」

そういう目論見があったのか。

それにしても、先ほどのネットワークづくりの話といい、地域全体が結びついていくことを念頭におかないと、いい方向に向かないのだなあ、としみじみ思う。

それに庭本のオーガナイザーぶりも見事だ。きっと垣根を越える大きな視点を持っているのだろう。

「孝樹は勉強よりスポーツばっかりですよ」

「まあ、いいじゃないですか。健康とスポーツは切っても切れない関係です。メンタル面でも強くなりますから」

「僕としては、歯科医になってほしいんだけどなあ」

「ふふ、お父さんの活躍次第ですよ」

グラウンドでは、選手たちが試合前のウォーミングアップをしていた。

携帯で悦子を呼び出すと、飲み物をもってかけつけてきた。

健康デーを契機に、地域高齢者口腔ケアのネットワーク化へ

健康デーの講演の三日後、再び庭本から電話があった。

「さっそくですけれど、この間お話に出た高齢者口腔ケアのネットワークですが、最初の仕事として、西田先生の講演で流した映像を、インターネットで紹介しようという話が出ました。ご協力いただきたいんですが、いかがでしょう」

「もちろんＯＫですよ」

「時間があるときに、打ち合わせしましょう。それと、私のところに西田先生の訪問歯科診療を見学したいという問い合わせがきているんです」

西田は昨年、訪問歯科診療について体験を聞きたい、といってうかがった酒本歯科医院のことを思い出した。多忙中でも嫌な顔ひとつせず、ていねいに答えてくれた。あの時、西田は精神的に励まされたことがよみがえってきた。

今度は自分の番だと思った。

「ええ、私で役立つことでしたら」

「忙しいのに本当にありがとうございます。それでは、直接、そちらに連絡するように伝えます。電話があると思いますが、よろしくお願いします」

庭本からの電話の後、まもなくＮ町訪問介護センターのスタッフから連絡が入った。訪問歯科診療を一度見学させてほしい、ということであった。センター長と主任ヘルパーの二名でうかがうという。

以前から、介護をするお年寄りの口腔ケアについては気になっていたが、先日の西田の講演を聞いて、考えてばかりではダメだということを痛切に感じたようだ。

「今回見学させていただいて、訪問歯科診療を介護のお年寄りにすすめていきたいと思っています。ただ距離の問題があるので、必ずしも西田先生のところに頼むとは限りません。それだけ、ご理解ください」

西田は、それは仕方がないと承諾した。幸江と打ち合わせをして、ひと言診療訪問先に許可をとってから、同行してもらうことになった。

家庭や訪問介護先でできる高齢者口腔ケアの方法をインターネットで紹介するという計画も具体的にすすみ、その取りまとめ役をするコーディネーターが、取材をかねて打ち合わせにやってきた。

健康デーの講演以来、西田歯科医院には見学を希望したり、話を聞きたいという介護福祉関係者から問い合わせがくるようになった。

それに対して、西田は長い時間を割くことはできなかったが、できるだけていねいに応対した。もちろん、そういったことは、直接早急に事業が広がることに結びつかない。

だが、それは自分一人の利益を考えてのことではなく、地域全体の医療や福祉に結びつくと思っている。少しずつ着実に、歯科の訪問診療が地域に根づいていく手応えを西田は実感してきた。

●エピローグ

もう春だなあ……。

日曜日の朝、朝食を食べ終えた後、自分で淹れたコーヒーをすすりながら、西田はリビングのソファでゆったりと座っていた。悦子は父の家に出かけていていない。

コーヒーを飲み終えると、ソファから立ち上がり、窓を開けはなった。小さな庭を眺めると、沈丁花の花が満開で、ほのかにいい香りが漂ってくる。

孝樹がサッカーの練習に出かけるため、二階から駆け下りてきた。

「そういえば、今度進路指導があるんだって。何か考えていることでもあるのか？」

西田は玄関に行き、孝樹の背中にむかって話しかけた。孝樹はサッカーシューズをはきかけていた手をとめ、しばらく考えた後、少し首を後ろに回しながら、

「ねえ、父さん、一度聞きたかったんだけど、なんで歯科医になったの？」

突然、本質的な質問をされて西田は一瞬たじろいだ。

「うむうむ、そういう話か。実は、父さんは若いときに、高校でね、駅伝ランナーだったんだ。あの頃は痩せていてな。今じゃこんなだけどね」

と西田はお腹のたるんだ肉をつまんだ。

「長距離は体調管理が大変だろう。どんなスポーツもそうだけど。食べ物とか体のことか自分なりにずいぶん勉強したんだ。そう、食べることが楽しみだったからね。栄養と身体の機能も考えるようになった。それで、医学に興味を持ち始めたんだ」

「ふ〜ん、でもなんで歯科医なの？」

「駅伝の基本は一人で走ることだけど、全体としては自分一人ではない、それぞれのランナーの持ち味を発揮して、チームのバランスを保ち、チーム全体を強くするスポーツだ」

「それは、サッカーだって同じだよ」

「ちょっと違うかな。駅伝は一人で頑張ることと、助け合うこと、それがイコールになっている。父さんは一人で何かをすることも好きだけれど、人の輪の中で活かされたいとも思っている。個人として食事や栄養についての興味ある分野をもっと深めること、チームプレーでお互いが切磋琢磨できること、そしてそれが直接的に人の役に立つことにつながる、その一番身近な医療が歯科だと思ったんだ」

西田は、孝樹に話して聞かせるというより、今や自分の世界に入ってしまった。

「だから、歯科で開業するのが一番自分に向いていると思った。開業医は、はじめは少人数でこつこつとやっていかなくてはいけない。でも、たくさんの患者さんと直接会って、その人たちを助ける仕事だ」

珍しく雄弁に語る西田に、いささか圧倒された気配で孝樹が答えた。

「ふ〜ん、なんだか父さんらしいよ。今、おばあちゃんにやっている訪問歯科っていうのもそれの延長なんだね」

「おー、わかってくれたか。訪問の診療を始めて大変だけどよかったよ。患者さんを助けることで、自分が助けられているって感じるんだよ。ははは……」

「柔道をやっていた人が整体師になったって話は聞いたことはあるけど、駅伝ランナーから歯科医って珍しいコースかもね。僕も父さんに似ているかもしれない。サッカーやっているうちに、スポーツ医学に興味が出てきてさ」

「じゃあ、将来は医者を目指すのか？」

「まだ決めてないよ。おばあちゃんが僕のブラッシングをやけに気にいっているから、つい歯科もいいかなあ、なんちゃって」

そうだそうだそうだ、その線でいけ！　子供だと思っていたが、知らない間にめきめきと生意気になるなあ、と西田はにやにやしてしまった。

そのとき、玄関のドアがバンと開いた。悦子が戻ってきたのだ。

「あら、あんたたち、こんなところで何してるの！」と思わず声を張り上げた。

「いけない、遅れちゃうよ、行かなくちゃ。どっちみち理系にすすむつもり」

と言い残して、玄関からダッシュして出ていった。

「ん〜、もう少しだったのに〜」と、西田は残念そうに渋面をつくった。

改まって将来の話なんて切り出したら、自分の若い頃の話なんてできないし、いいタイミングだったのかもしれない、と考え直した。

悦子は手にいっぱい小松菜を抱えていた。

「お義父さんが庭で栽培したの。お義母さんが喜ぶと思うから、胡麻和えかなにかにして、これから持っていくわ」

「へえ〜、野菜なんか植えているんだ。親父も変わったなあ」

「そうよ、知らなかったの？　それとね、お義父さん、今度、介護講習に行くって」

「えー、さらにびっくり。きっと母さんが戻ってきたときのことを考えているんだろ」

「そうね、まもなく、戻ってこられるわね」と悦子がやさしげに、うなずいた。

翌週の月曜日、院長チームの訪問歯科診療が二時から入っていた。

早めに昼食をすませ、いつものように患者さんのカルテをチェックし、器具の忘れ物がないかを確かめる。すべてに問題がないことを確認してＧＯサイン。

助手席の由香がちょっと眠たげだ。最近は、由香も藤本ともうまくやっていて、どことなく落ち着きが生まれてきた。西田はふと、聞いてみたくなった。

「由香さんは訪問歯科診療に満足している？」

「そりゃあ、やりがい感じていますよ。院長、何ですか、いきなり」

「由香さんは、なんで歯科衛生士になったのかなって思ってさ。だって、もともとミュージシャン志望だったんでしょ」

「ええ、夢破れて……。バンドのボーカルをやっていたんですよ。ボーカルだから歯並びが大切ですよね。19くらいのときですが、歯列矯正を始めたんです」

「へえ、そりゃあ知らなかった。歌には影響なかったの？」

「ありましたよ。歌うために歯列矯正したのに、それがスランプに陥った原因になって、そのときはショックでした。それで自然とバンドから離れていったんです」

「それで歯科衛生士を目指したの？」

「でも、いいきっかけでした。歯列矯正すると決めたのも、自分の生活を見直したかったんです。バンド仲間に問題のある人がいて、ひきずられていくんじゃないかって、ちょっと怖かったですから……。あのままバンドにいたら、プロにもなれず、堅気にもなれず、どっちつかずになっていたかもしれない……。この仕事を選んでよかったですよ。人の口の中をきれいにすればするほど喜ばれる、凝り性の私に向いています」

由香からそんな言葉を聞いて西田もうれしかった。由香がいたずらっぽく聞いた。

「康子さんはどうしてだと思いますか？」

西田が返答につまっていると、

「一生続けられて、手堅い仕事だからですよ。ふふ。藤本さんの場合は、人の役に立つ仕事をしたかったんじゃないかしら」

「賀川先生と介護のことでよく話し合っていて、感心するよ。いいコンビだね」

ひとつの医院で同じ仕事をしているが、始めた動機はいろいろで、それぞれの想いがあってかかわっているからこそ、かえってバランスよくやれるんじゃないか、と西田は思う。

そうこうしているうちに、車は訪問先に到着。二人は元気よく車から飛び出した。

ピュアハート・シルバーケアに口腔ケアの訪問診療に行くようになって、一ヵ月ほどで母は退院した。リハビリの効果で身体の麻痺がだいぶ良くなっていた。口腔の麻痺も西田がきっちりと口腔ケアをするようになると、弾みがついたように、回復がすすんだ。

退院間際に施設を訪れると、他の患者さんが母との別れをいいがてら、西田自身にも挨拶にきてくれた。訪問歯科診療のせいで、施設でも顔が知れわたるようになったのだ。

歯科医師として信頼されていることがうれしくて、母にポロリと打ち明けた。

「母さんがここに入所しなかったら、訪問歯科診療のことを考えなかったかもしれない。母さんだけでなくて、たくさんのお年寄りが口腔ケアの問題をかかえていたからね」

「そうだったの」

「うん、一年間いろいろと試行錯誤があったけれど、こうしてみなさんに感謝されると、やってよかったって思うよ」

「これからは私だけでなくて、みなさんの力になってあげなさい」

母が西田の腕に手を置き、やさしく語りかけた。


あっというまの一年だったなあ……。診療室の窓から、すっかり満開となった桜の木を眺めながら、西田はぼんやりと考えた。

今度の日曜日は、母の退院祝いを兼ねてお花見に出かける予定だ。遠くから弟夫婦もかけつけてくる。悦子が今から、当日のお花見弁当のメニューを考えている。孝樹は最初だけつきあって、すぐにサッカーの練習にいくらしい。

父は介護講習の成果を見せたくて、母の面倒は全部自分がやる、といきまいている。当の母はリハビリの成果もあって、身体の麻痺も言語障害もほとんど回復している。でも父がせっかく介護をしてくれるというので、甘えさせてもらう、と打ち明けた。

突然、電話がなった。受付で幸江が応対する。

「院長、N町の介護施設からの電話でした。訪問歯科診療のことを聞きたいとのことです。私が説明にいっていいですか?」

「おお来たな。よろしく頼む」

幸江はすぐに立ち上がった。努力は花開くことを、西田は確信した。

さて、どのようにして、日本全国の高齢者に口腔ケアの大切さを伝えていこうか……。

おわりに

執筆中に、東日本大震災が起きました。

未曾有の大災害に対して、同じ日本人としてもまたご懇意にさせていただいている東北地方の歯科医院もあることで、胸が張り裂けそうな思いでした。

そうした中で被災地での高齢者の誤嚥性肺炎を防ぐために、避難所を往診車で回られている先生がいらっしゃるとのニュースを知り、私も感動しました。

かつて、出身地でもある関西で阪神大震災があった後に、震災関連死として多くの被災された高齢者が誤嚥性肺炎で亡くなったとも聞いています。

歯科業界の競争が激しくなっていて、歯科医院数がコンビニの数よりも多いといった話は今や一般の方でも知っていることですが、そうした歯科医院の経営活性化策としても、社会貢献性の高い訪問歯科診療をすすめていくのは非常に理に適っています。


本文をお読みになられて、本当にこんなにうまくいくの？

そう思われた方もいらっしゃるかもしれません。

しかし、私が今まで訪問歯科診療の立ち上げや活性化のサポートをさせていただく中で、本文にあるような流れは、実際に一年間でも起こりうる話ですし、地域の状況にもよりますが小説以上に順調に軌道に乗るケースもあります。

また、訪問歯科診療をすすめていく中で、より地域に密着した歯科医院として認知されることで歯科医院への増患にもつながる好循環も生まれます。

まずは一歩踏み出してみようと考えている先生は、ぜひ全国介護歯科協会サイト(http://www.kaigo-shika.com)までアクセスください(お問合せフォーム内備考欄に「書籍を読んで申し込み」とご記入いただいた方限定で、「スグに使える訪問歯科診療イラスト」を無料でプレゼントします。皆さんの営業ツールなどにお役立ていただければ幸いです)。

最後に、本書執筆にあたって多くの方にご協力いただきました。全国顧問先の風流会の先生方、天野様、クインテッセンス出版の村岡様、宮田様をはじめ、ご関係いただいた皆様に厚く御礼申し上げます。

本書によって、全国各地に、志ある歯科医院による訪問歯科診療が広がることを祈って筆を置きます。

平成23年6月10日

全国介護歯科協会
代表　前田　剛志

●著者のプロフィール

全国介護歯科協会代表／T's consulting project 株式会社代表取締役。
大阪市生まれ。大阪府立天王寺高校、立命館大学政策科学部卒業後、株式会社船井総合研究所入社。徹底した現場主義で、歯科業界を中心に数多くのプロジェクトを担当。20代でチームリーダーに昇格。船井総研に在籍した7年間でコンサルティング先は、60院以上を数え、すべての医院で業績アップに成功。2009年独立。「経営者と二人三脚で成功へ導くコンサルタントNO.1」として、歯科医院へのコンサルティングをすすめるとともに、「すべての方に歯科医療の光を」を理念に、全国介護歯科協会を立ち上げ、全国各地の院長先生と協力して、良質な訪問歯科診療の普及に力を注いでいる。訪問歯科サポート実績として、立ち上げ1年以内で月売上200万円達成など、訪問歯科サポートでの成功事例も量産中。

＜連絡先＞　全国介護歯科協会
〒659-0095　兵庫県芦屋市東芦屋町18-18-203
TEL　078-596-4141　FAX　050-3488-4153
E-mail：info@kaigo-shika.com　　URL：http://www.kaigo-shika.com
☆本書を読み、訪問歯科診療のサポートに興味をもたれた方には、上記サイトの資料請求フォームからお問合せください。フォーム内備考欄に「書籍を読んで申し込み」と、ご記入いただいた方限定で、「スグに使える訪問歯科診療イラスト」を無料でプレゼントします。

〔歯科医院経営実践マニュアル〕
訪問歯科診療 こうすれば成功する

2011年8月10日　第1版第1刷発行

著　　者　前田《まえだ》　剛志《たけし》

発 行 人　佐々木一高

発 行 所　クインテッセンス出版株式会社
東京都文京区本郷3丁目2番6号　〒113-0033
クイントハウスビル　電話(03)5842-2270(代　表)
(03)5842-2272(営業部)
(03)5842-2280(編集部)
web page address　http://www.quint-j.co.jp/

印刷・製本　サン美術印刷株式会社

ISBN978-4-7812-0214-3　C3047

定価はカバーに表示してあります

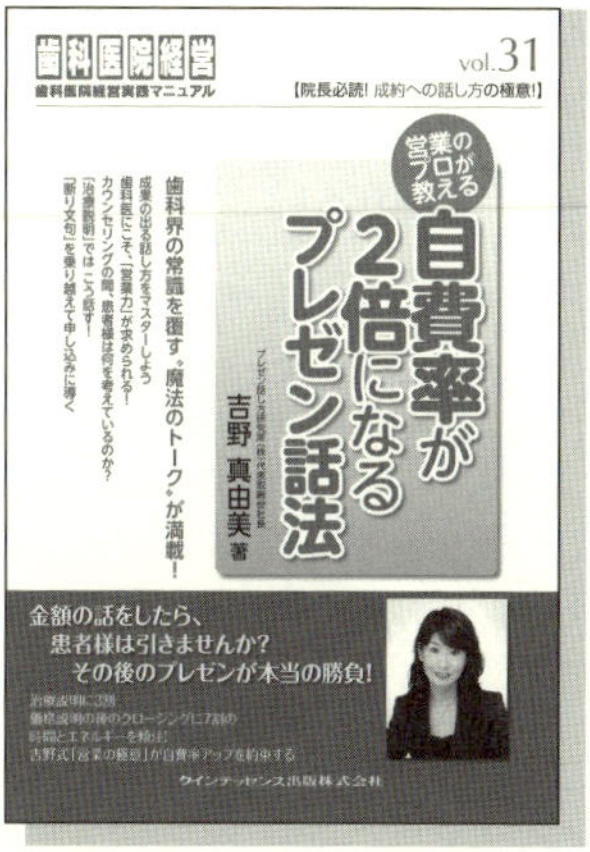
歯科医院経営
歯科医院経営実践マニュアル
vol.31
【院長必読！成約への話し方の極意！】
営業のプロが教える
自費率が2倍になるプレゼン話法
吉野 真由美 著
歯科界の常識を覆す"魔法のトーク"が満載！
金額の話をしたら、
患者様は引きませんか？
その後のプレゼンが本当の勝負！
クインテッセンス出版株式会社

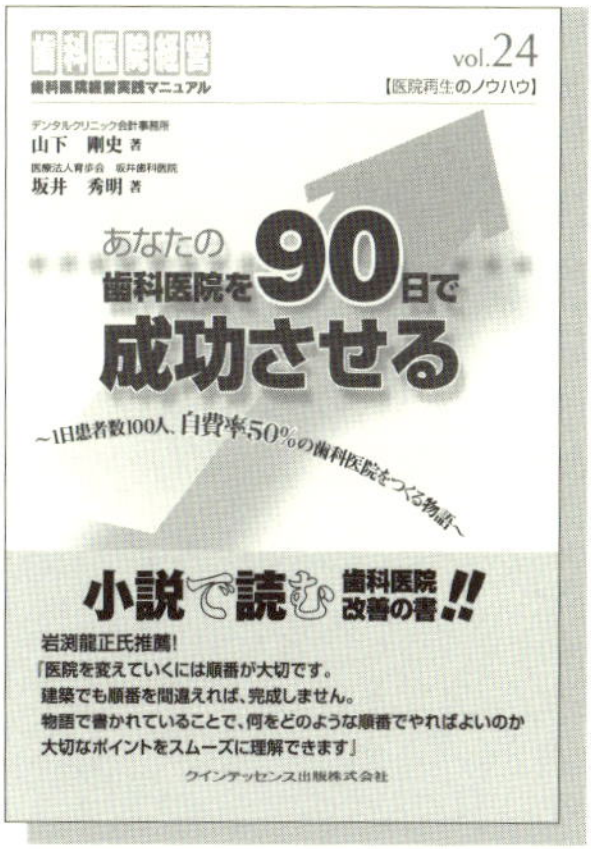
歯科医院経営
歯科医院経営実践マニュアル
vol.24
【医院再生のノウハウ】
山下 剛史 著
坂井 秀明 著
あなたの歯科医院を90日で成功させる
～1日患者数100人、自費率50%の歯科医院をつくる物語～
小説で読む 歯科医院改善の書!!
岩渕龍正氏推薦!
「医院を変えていくには順番が大切です。
建築でも順番を間違えれば、完成しません。
物語で書かれていることで、何をどのような順番でやればよいのか
大切なポイントをスムーズに理解できます」
クインテッセンス出版株式会社